耳鼻咽喉头颈外科健康促进手册

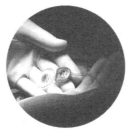
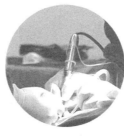
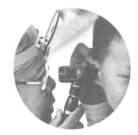

薛贵芝　　张标新　　主编

中国科学技术大学出版社

内 容 简 介

本书在循证基础上充分结合临床实践经验,详细阐述专科护理工作中健康促进教育的内容,同时紧跟本专业领域新技术发展动态,力求体现最新科研成果和耳鼻咽喉头颈外科护理学的发展动态。全书共五章,分别介绍耳鼻咽喉头颈外科各三级学科具体疾病的护理学内容;另外,着重对常见病、多发病及急、重症的临床表现、术前护理、术后护理、健康促进指导等内容进行了系统而全面的阐述。

本书适合从事相关专科护理工作的临床护理人员参考使用。

图书在版编目(CIP)数据

耳鼻咽喉头颈外科健康促进手册/薛贵芝,张标新主编. —合肥:中国科学技术大学出版社,2021.7
ISBN 978-7-312-05196-8

Ⅰ.耳… Ⅱ.①薛… ②张… Ⅲ.①耳鼻咽喉病—诊疗—手册 ②头部—疾病—诊疗—手册 ③颈—疾病—诊疗—手册 Ⅳ.① R762-62 ②R65-62

中国版本图书馆 CIP 数据核字(2021)第 062858 号

耳鼻咽喉头颈外科健康促进手册
ER BI YANHOU TOUJING WAIKE JIANKANG CUJIN SHOUCE

出版	中国科学技术大学出版社
	安徽省合肥市金寨路 96 号,230026
	http://press.ustc.edu.cn
	https://zgkxjsdxcbs.tmall.com
印刷	安徽国文彩印有限公司
发行	中国科学技术大学出版社
经销	全国新华书店
开本	710 mm×1000 mm 1/16
印张	11
字数	209 千
版次	2021 年 7 月第 1 版
印次	2021 年 7 月第 1 次印刷
定价	40.00 元

编 委 会

序 一

专科护理在疾病的预防、治疗和康复中发挥着不可替代的作用。近年来,随着专科医疗水平的不断提高和诊疗技术的快速进步,耳鼻咽喉头颈外科护理学迅速发展,坚持"以病人为中心",改革护理模式,实施优质护理,提升护理服务内涵。不断涌现的新观点、新技术、新方法,有力地推动着临床护理服务能力和服务质量的提升。如何推动安徽省耳鼻咽喉头颈外科专科整体护理水平,规范护理健康促进标准,构建和谐医患关系,提升服务品质,保障患者安全,促进耳鼻咽喉头颈外科专科护理事业发展,是我省各级医院和广大临床护士急需解决的重要课题。省内广大耳鼻咽喉头颈外科专科护士更希望有一套适应新时代学科发展需要的护理健康促进标准,以指导日常护理工作、阐释宣教内涵。

耳鼻咽喉头颈外科护理学的发展一直受到高度重视,特别是近些年,正不断向人性化、专业化、科学化和国际化的方向迈进。为了能更好地推动安徽省耳鼻咽喉头颈外科护理学发展,满足广大临床护理工作者学习和提高的需求,安徽省耳鼻咽喉头颈外科护理专业委员会汇集了全省相关护理专家的智慧和力量,编写了这本《耳鼻咽喉头颈外科健康促进手册》。编写专家根据多年的临床工作经验,在检索和参照大量国内外最新的指南和文献的基础上,以专业、严谨的态度,翔实地介绍了耳鼻咽喉头颈外科专科疾病护理知识和疾病健康促进指导,旨在为从事相关专科护理工作的临床护理人员提供更有价值的参考和借鉴,有助于更好地提高专业水平,力求在学科发展的前瞻性、代表性、科学性和可操作性方面有所创新和突破。全书内容丰富、语言精练,具有较强的实用性和可读性,便于临床护士们自主学习和实践。

本书不仅阐述了术前、术后护理,而且注重运用专业知识提高人文关怀和健康指导,具有较强的实用性和可操作性,相信本书一定能够成为我省广大耳鼻咽喉头颈外科护理同仁的良师益友,希望各级各类医院和广大护理专业人员能够认真学习、深刻领会,并将其应用于临床工作,不断提高服务能力,为耳鼻咽喉头颈外科护理事业的蓬勃发展做出新的贡献!

孙敬武

2021 年 1 月

序　二

近年来,随着医学模式的转变、疾病谱的变化和社会的进步,护理学也伴随着医学的整体发展而逐步完善起来。人们生活水平日益提高,对健康的认识不断深入,需求越来越细、标准越来越高,对生存质量和生命的价值也更加重视,因而对临床护理人员寄予了更高的期望和要求。耳鼻咽喉头颈外科目前包括耳科、鼻科、咽喉科及头颈外科等多个亚专科,是一门专业性很强的综合性学科,涉及多个器官,各器官间既相互联系又相互独立,解剖精细且复杂,概念抽象,还与较多全身性系统疾病密切相关,其学科性质本身决定了其临床护理会比其他学科相对困难。

为了编写一部综合、实用、与时俱进的耳鼻咽喉头颈外科宣教手册,安徽省耳鼻咽喉头颈外科护理专业委员会邀请了全省相关护理专家共同编写了这本《耳鼻咽喉头颈外科健康促进手册》。编者在编写上,力求体现最新科研成果和耳鼻咽喉头颈外科护理学的发展动态。全书分为五章,分别介绍耳鼻咽喉头颈外科各三级学科具体疾病的护理学内容;着重对常见病、多发病及急、重症的临床表现、术前护理、术后护理、健康促进指导等内容进行了系统而全面的阐述。编写中强调以人为本,注重突出专科专病护理特点和技能培养,重视对患者的心理护理。旨在提高相关专科临床护理人员的专业水平和技术技能。

本书从策划、构思、撰写到出版,无一不是编者辛勤劳动的成果,他们在总结多年临床护理经验和参考大量国内外相关资料的基础上,结合学科发展成果及护理专业技能规范认真编写。既可以提高耳鼻咽喉头颈外科护士临床实践技能及专业素养,又可以为从事临床护理教学和护理研究的工作者提供指导。期待本书的出版能促进耳鼻咽喉头颈外科护理工作的进一步发展和提升。

刘业海

2021 年 1 月

前　　言

耳鼻咽喉头颈部诸器官解剖结构具有孔小洞深、精细复杂的特点，上承颅底，下通气管食管，鼻之两旁毗邻眼眶，咽喉两旁有重要的神经干与大血管，在功能上与生命密切相关，涵盖的知识面较广，涉及相关的基础知识较多。耳鼻咽喉头颈外科疾病病种繁多、症状复杂，患者通常对手术要求创伤小、痛苦少、疗效显著，期望值较高。随着诊疗技术的进步，新技术、新方式不断涌现，大部分患者对疾病知识、手术治疗方式、术后康复知识缺乏系统的了解及正确的认识，容易导致围术期出现焦虑、担心预后等不良情绪，不利于术后康复。健康教育作为治疗的干预手段，能提高患者对疾病健康相关知识的掌握程度，减轻围术期不良情绪，是预防和促进疾病康复、提高生活质量的重要方法之一。本着同质化培训管理的原则，为使安徽省耳鼻咽喉头颈外科(简称耳鼻喉科)护理同仁对于专科疾病健康促进教育工作有据可依，我们组织全省耳鼻喉科护理骨干共同编写了《耳鼻咽喉头颈外科健康促进手册》。

本书内容分为五章：第一章介绍耳科疾病健康促进教育，第二章介绍鼻科疾病健康促进教育，第三章介绍咽喉科疾病健康促进教育，第四章介绍头颈外科疾病健康促进教育，第五章介绍气管食管疾病健康促进教育。本书从疾病概述、临床表现、治疗原则及术前健康教育、术后健康教育、健康促进指导几个环节着手，在循证基础上充分结合临床实践经验，详细阐述专科护理工作中健康促进教育的内容，同时紧密结合本专业领域新技术发展动态,使书中内容与当下医疗技术发展契合,旨在使健康促进教育工作更加全面规范、与时俱进。

　　本书对专科疾病护理工作重点进行了梳理,并通过查阅大量文献,基于循证护理依据,本着严谨、科学、规范、实用的原则进行编撰,期望为临床护理健康促进教育工作提供借鉴,彰显健康教育在促进患者康复过程中的重要性,使健康教育工作不断更新与发展,促进护理工作的全面、均衡发展。

　　谨此,感谢各位耳鼻喉科护理骨干的认真编写和大力支持! 由于编写匆忙,书中难免有不足之处,望广大读者批评指正!

薛贵芝　张标新

2021 年 1 月于合肥

目　　录

第一章　耳科疾病健康促进教育

第一节　耳前瘘管患者健康促进教育

一、疾病概述

耳前瘘管(congenital preauricular fistula)是一种临床上常见的先天性畸形，为第1,2鳃弓的耳郭原基在发育过程中融合不全所致，为常染色体显性遗传疾病。

二、临床表现

瘘管多为单侧性，也有双侧，平时无症状。先天性耳前瘘管为一狭窄的盲管(窦道)，深浅长短不一，可呈分支状，瘘管继发感染时，局部出现红肿疼痛，常形成脓肿，脓肿破溃后，可形成脓瘘，感染控制后，局部常形成瘢痕。

三、治疗原则

无感染或无任何症状者，通常不需要治疗。急性感染时，全身应用抗生素，对已形成脓肿者，应先行切开引流，待感染控制后再行手术切除瘘管。

四、术前健康教育

（1）脓肿切开护理：

① 感染形成脓肿时，可在体表有明显波动感，且皮肤非常薄，甚至可以看见皮下白色的脓液，此时可行脓肿切开。

② 换药时保证无菌操作，并观察脓腔大小，瘘管周围皮肤有无溢脓小孔形成，观察脓液的颜色、量。

（2）评估患者耳部疼痛的部位、程度、性质。患者一般病程较长，且反复感染，告知患者疼痛的原因和可能持续的时间。介绍手术的优点、手术过程、麻醉方式、手术结果及预后，以解除患者顾虑，使其树立合理的期望值，保持良好心态。

（3）推行加速康复外科（enhanced recovery after surgery，ERAS）在外科病房的实施，根据患者手术预计安排时间，术前 8 小时内禁食固体饮食，6 小时内禁乳类饮食，4 小时内禁母乳，2 小时内禁水，即术前 2 小时可口服清饮料，包括清水、糖水、无渣果汁、碳酸类饮料、清茶及黑咖啡（不含奶），不包括含酒精类饮品。

（4）清洁患耳耳郭及耳周，剃除术耳耳周 4～6 cm（约四横指）毛发，长发患者还需将术侧头发用非金属发夹固定（可选用粘发贴）或编成小辫梳向对侧，以免妨碍消毒和手术操作。

（5）手术晨遵医嘱执行特殊用药，监测生命体征，更换手术衣，排空大小便，再次询问女性患者是否在月经期，等待手术室接患者。

（6）患者进手术室前取下活动性义齿、配饰物品如手表、耳环、戒指、手镯、眼镜（包括隐形眼镜）等，贵重物品交患者家属妥善保管，带上相关影像资料，家属陪同送至手术室并在等待区等候。

五、术后健康教育

1. 体位

麻醉未清醒时给予平卧位，头偏向一侧，避免术耳受压，清醒后可予头部抬高，以利于引流和呼吸，同时减轻伤口缝合处张力，缓解疼痛。

2. 饮食

根据 ERAS 的建议，1～2 小时给予少量饮水，4～6 小时逐步过渡到软食。忌辛辣刺激性食物。

3. 切口

耳部绷带解除后,观察耳前皮肤情况,如出现红肿渗出、皮下有波动感、压痛明显,及时向医生汇报。

4. 疼痛

术后 24 小时内若伤口疼痛明显,可适当应用镇静、镇痛等药物,并向患者及其家属解释疼痛产生的原因及持续时间,次日起疼痛逐渐减轻。

六、健康促进指导

(1) 注意保暖,预防感冒。
(2) 加强营养,糖尿病患者要给予糖尿病饮食。
(3) 保持切口清洁、干燥,避免挖耳。
(4) 如切口处出现红、肿、热、痛等症状,及时就诊。

（陶雯燕）

第二节　耳郭畸形患者健康促进教育

一、疾病概述

本节主要介绍先天性耳郭畸形。先天性耳郭畸形是指胎儿第 1、2 鳃弓发育不良以及第 1 鳃沟发育障碍所致的耳郭或外耳道畸形,可发生单侧或者双侧畸形。

二、临床表现

耳郭畸形可表现为位置、形态及大小的异常。外耳道的畸形表现为狭窄或者

完全闭锁。先天性外耳道闭锁常与耳郭畸形同时发生,先天性耳郭畸形的具体分类如下:

1. 移位耳

耳郭的位置及耳道口向下颌角方向移位,同时伴有形态和大小的变化。

2. 隐耳

耳郭部分或者全部隐藏于颞侧皮下。

3. 招风耳

耳郭过分前倾,至颅耳角接近 90°。

4. 猿耳

人胚胎第五个月时,在耳郭上缘与后缘交界处出现一向后的三角形突起,相当于猿耳的耳尖部,一般第 6 个月时消失,若有明显遗留,则状似猿耳。

5. 杯状耳

耳轮明显卷成圆形,类似酒杯,其体积较正常小。

6. 巨耳

多为耳郭的一部分或耳垂过大。

7. 副耳

除正常耳郭外,在耳屏前方或颊部、颈部有皮肤色泽正常的皮赘突起,大小和数目形态多样,内可触及软骨,有的形似小耳郭。

8. 小耳

耳郭形态、体积和位置均有不同程度的畸形,常伴有耳道狭窄、闭锁。按畸形程度分三级:第一级:耳郭小而畸形,耳道正常或窄小,部分闭锁,听力基本正常;第二级:耳郭形态消失,呈条状突起,可触及软骨块,无耳道,常伴有中耳畸形;第三级:原耳郭部位只见不规则零星突起,位置向前或下方移位,无耳道,常伴有颌面畸形、中耳及面神经畸形。

三、治疗原则

耳郭畸形,耳道正常或狭小,部分闭锁而听力基本正常者可不予治疗。因外耳畸形影响外观而要求治疗者,单耳畸形而另一耳听力正常者,可根据病情行整形手术,一般建议待成年后施行。双耳畸形伴中度以上传导性耳聋者应及早对畸形较轻的耳进行手术(一般在 2 岁以后),以提高听力,促使患儿语言、智力的发育。耳郭畸形一般主张待成年后行耳郭成形术或者重建术。

四、术前健康教育

(1) 小耳畸形的患者因自己有畸形往往自卑感强,自信心较弱,对家长较依赖,对手术有恐惧心理,入院后要让患者多和手术后的患者交流,给予他们更多的安慰和鼓励,以增强其信心,消除恐惧心理。

(2) 嘱咐患者不要离开病房,等待麻醉医生及手术医生签署知情同意书。责任护士对患者进行术前康复指导,交代手术前的自我准备,术前禁食 6 小时,禁饮水 2 小时。向家长宣教备口服棒棒糖,术前保证充足的睡眠。

(3) 清洁患耳耳郭及耳周,剃除术耳耳周 4～6 cm(约患者四横指)毛发,长发患者还需将术侧头发用非金属发夹固定(可选用粘发贴)或编成小辫梳向对侧,以免妨碍消毒和手术操作;男性患者需剃去胡须。

(4) 手术晨遵医嘱执行特殊用药,监测生命体征,更换手术衣,排空大小便,再次询问女性患者是否在月经期,等待手术室接患者。

(5) 患者进手术室前取下活动性义齿、配饰物品如手表、耳环、戒指、手镯、眼镜(包括隐形眼镜)等,贵重物品交患者家属妥善保管,带上相关影像资料,家属陪同送至手术室并在等待区等候。

五、术后健康教育

1. 体位

术后采用半卧位或健侧卧位。禁止患侧卧位,避免患耳受压。

2．营养及饮食

术后饮食以易消化、高蛋白、高维生素流质、半流质饮食为主,避免辛辣刺激、硬质食物。避免用患侧咀嚼使下颌骨频繁活动,导致切口不愈合或引起伤口牵拉不适。

3．引流管护理

妥善固定,保证引流管呈持续负压引流状态,每 2 小时抽吸(也可使用负压吸引球),压力不可过大,以免损伤耳郭造成再造体缺血坏死;反之,压力也不可过小,以免达不到充分负压吸引的目的(以 5 mL 注射器为例,负压抽吸状态达到 3 mL 的位置);按时观察引流液的量、色、质变化,如有异常及时向医生汇报。引流管一般放置 3～7 天。

4．再造体观察

术后加强观察耳郭再造体的局部血运情况,局部的皮温、颜色及毛细血管充盈反应的变化。如果皮瓣苍白、充盈反应不明显或者皮温低,表明皮瓣供血不足;如果再造体青紫肿胀,表明有回流障碍,可给予烤灯照射保暖,保持舒适体位,避免再造体受压,必要时遵医嘱予高压氧治疗。

5．胸部取软骨处

耳郭再造体一般采用自体Ⅶ～Ⅷ的肋软骨雕刻而成,切除软骨后,局部遗留较大的空隙,易引起出血形成血肿,术后应注意观察患者胸部敷料包扎区有无隆起、淤斑或触之有无波动感,如发现异常应及时处理。

六、健康促进指导

(1) 养成良好的生活习惯,经常修剪指甲,避免用力搔抓再造耳。

(2) 再造耳郭感觉不敏感,要注意终身保护,切勿碰撞、挤压;完全恢复后也要尽量睡向健侧,选用松软的枕头,减少对再造耳的压迫。遇寒冷季节注意保暖,谨防冻伤。避免日光直接照射再造耳及周围伤口。

(3) 教会患者正确的打喷嚏、咳嗽和擤鼻涕方法,以免鼻腔内分泌物自咽鼓管进入术耳腔,造成术耳感染。

(4) 在妊娠早期,应尽量避免感冒和使用影响胚胎发育的药物,以减少先天性外耳畸形的发生。

(5) 对先天性双耳畸形伴中度以上传导性耳聋的患儿,应告知其父母尽早为患儿手术(一般在 2 岁以后),以提高听力,促进患儿语言、智力的发育。

(6) 手术常规分两期,第一期为耳郭再造,第二期为耳郭塑形;一般做完一期再造耳术后 3 个月内会有组织肿胀的情况,随着时间推移,肿胀慢慢吸收消退,6 个月后软骨成活后,可行二期手术。

(7) 出院后,若术耳出现发黑、红、肿、热、痛,局部皮肤出现水泡,瘘口渗液等情况需及时就医。

(史凤凤)

第三节　外耳道狭窄与闭锁患者健康教育促进教育

一、疾病概述

外耳道狭窄与闭锁分为先天性、后天性两种。先天性外耳道狭窄与闭锁(congenital malformation of external acoustic meatus)又称外耳道发育不全(dysplasia of external auditory canal),系因胚胎期第 1 和第 2 鳃弓之间的第 1 鳃沟发育障碍所致,多伴有耳郭及中耳结构异常。本病较少见。后天性外耳道狭窄(acquired stenosis of external auditory canal)与后天性外耳道闭锁(acquired atresia of external auditory canal)亦称继发性外耳道狭窄与闭锁。多由手术、外伤、骨折移位或炎症后瘢痕组织增生、挛缩所致。本病常发生于一侧,双耳受累者少见。

二、临床表现

(1) 耳闭塞感,听力下降见于重度狭窄或闭锁耳。

(2) 耳鸣少见。

(3) 耳内流脓合并感染或合并化脓性中耳炎时出现耳痛。

（4）耳部检查所见外耳道狭窄或闭锁可发生于某节段，也可侵及全外耳道。狭窄可轻可重。外耳道口狭窄或膜性闭锁大多起因于乳突手术或烧伤；继发于久治不愈的慢性外耳道炎通常侵及外耳道全程，狭窄严重者鼓膜全貌可被掩盖；异物或医源性外伤所致膜性闭锁或狭窄大多位于峡部或峡部内侧；错位骨折病变局限于骨段，软骨段大都完好。

（5）听力检查纯音听力图示传导性听力损失或正常。

（6）颞骨 CT 扫描可显示狭窄或闭锁的位置、范围、外耳道骨壁有无断裂、移位或骨质增生，是否合并中耳炎等。

三、治疗原则

轻度狭窄可不予处理；对重度狭窄或闭锁应行外耳道重建术。

四、术前健康教育

（1）护士应主动讲解疾病的相关知识，解释手术的目的、方式，介绍术前和术后的注意事项。对于年龄较小的患儿，应侧重对患儿家长进行心理安慰，指导家属尽可能帮助患者缓解来自各方面的压力。

（2）指导、配合做好各项常规的术前检查。协助完成听力及影像学等检查，以了解患者全身状况、患耳听力及外耳道情况。

（3）术前 8 小时内禁固体饮食，6 小时内禁乳类饮食，2 小时内禁水，即术前 2 小时可口服清饮料，包括清水、糖水、无渣果汁、碳酸类饮料、清茶及黑咖啡（不含奶），不包括含酒精类饮品。

（4）术晨剃净手术侧耳郭周围 4～6 cm 范围内的头发。

（5）手术晨遵医嘱执行特殊用药，监测生命体征，更换手术衣，排空大小便，再次询问女性患者是否在月经期，等待手术室接患者。

（6）患者进手术室前取下活动性义齿、配饰物品如手表、耳环、戒指、手镯、眼镜（包括隐形眼镜）等，贵重物品交患者家属妥善保管，带上相关影像资料，家属陪同送至手术室并在等待区等候。

五、术后健康教育

1. 体位

患者全麻清醒后予半卧位或健侧卧位,避免术区受压。

2. 饮食

根据 ERAS 的建议,1~2 小时给予少量饮水,4~6 小时逐步过渡到软食。

3. 用药

术后患者给予抗炎、止血治疗,必要时给予镇痛治疗。

4. 管道

观察负压引流是否通畅,以及引流液的颜色和量。

5. 并发症观察

观察患者有无面瘫、眩晕、呕吐等症状,若症状持续加重,应及时通知医生。

6. 心理

针对不同心理状态的患者给予相应的护理干预,积极疏导情绪。指导患者及其家属正确评估治疗效果,树立积极的人格和社会应对能力。

六、健康促进指导

(1) 建议患者健侧卧位,选用松软枕头,避免患侧术区受压迫。

(2) 注意保暖,预防感冒。教会患者正确的打喷嚏、咳嗽和擤鼻涕的方法,避免鼻腔内分泌物自咽鼓管进入术耳腔,造成术耳感染。

(3) 观察伤口有无渗血、渗液及皮下血肿等症状,如有异常,及时就医;注意保护术耳,保持伤口清洁干燥。

(杨娟娟)

第四节　外耳道胆脂瘤患者健康促进教育

一、疾病概述

原发于外耳道的胆脂瘤称为外耳道胆脂瘤(external auditory canal cholesteatoma)，又称外耳道栓塞性角化病(keratosis obturans)；外耳道胆脂瘤是一种外耳道皮肤脱屑、胆固醇结晶堆积、上皮包裹所形成的囊状团块，并非是真性肿瘤，但由于其呈膨胀性生长，常延及相邻骨质，进而侵犯中耳引起听力下降等广泛性破坏。其病因尚不明确，很多学者认为与外耳道皮肤受到各种病变的长期刺激(如耵聍栓塞、炎症、异物、真菌感染等)而产生慢性充血，致使局部皮肤生发层中的基底细胞生长活跃，角化上皮细胞脱落异常增多，若其自洁功能障碍，便堆积于外耳道内，形成团块。久之其中心腐败、分解、变性，则产生胆固醇结晶。

二、临床表现

(1) 本病多发生于成年人，男女发病率相等。可侵犯双耳，但单侧者多见。

(2) 无继发感染的小型胆脂瘤可无明显症状。

(3) 耳鸣、听力下降。胆脂瘤较大，可出现耳内闭塞感、耳鸣、听力下降(堵塞外耳道管径 2/3 以上时)。

(4) 耳痛。一旦发生继发感染则有耳痛，可放射至头部，剧烈者夜不成眠。

(5) 耳内流脓。耳内流脓或脓血，脓量不等，有时带有血丝，有臭味。少数病例胆脂瘤经外耳道后壁侵犯乳突，不同程度地破坏乳突骨质，严重者并发中耳胆脂瘤。

(6) 本病分为Ⅲ期：Ⅰ期外耳道无或轻度扩大，局限性小凹形成；Ⅱ期耳道明显扩大，骨质破坏严重，局部囊袋形成；Ⅲ期侵及乳突或(和)上鼓室。

三、治疗原则

(1) 不合并感染的胆脂瘤较易取出。

（2）合并感染时，由于外耳道肿胀，触痛明显，胆脂瘤嵌顿于扩大的外耳道深部，并存的耵聍栓塞大而硬者，可用 3% 硼酸甘油或 3%～5% 碳酸氢钠溶液（合并感染时忌用）滴耳，使其软化后再取，此时应注意控制感染。但单纯的控制感染很难迅速奏效，只有将胆脂瘤全部或部分清除后，方能促使炎症完全吸收。

（3）感染严重、取出十分困难者可在全麻及手术显微镜下清除胆脂瘤和肉芽。同时全身应用抗生素控制感染。术后应随诊观察，清除残余或再生的胆脂瘤。

四、术前健康教育

（1）向患者及其家属详细讲解外耳道胆脂瘤的相关知识，并邀请恢复良好的病友现身说法，增强患者治疗疾病的信心。

（2）帮助患者做好纯音听力检查、咽鼓管功能检查、中耳 CT 检查等，了解患者的病变范围以及患者听力损伤的程度，并教会患者学会正确的耳部滴药方法。

（3）推行 ERAS 在外科病房的实施，根据患者手术预计安排时间，术前 8 小时内禁固体饮食，6 小时内禁乳类饮食，2 小时内禁水，即术前 2 小时可口服清饮料，包括清水、糖水、无渣果汁、碳酸类饮料、清茶及黑咖啡（不含奶），不包括含酒精类饮品。

（4）术晨清洗头发，剃净手术侧耳郭周围 4～6 cm 范围内的头发。长发患者将手术侧头发扎成小辫倒向对侧或戴手术帽，以免妨碍手术操作。

（5）手术晨遵医嘱执行特殊用药，监测生命体征，更换手术衣，排空大小便，再次询问女性患者是否在月经期，等待手术室接患者。

（6）患者进手术室前取下活动性义齿、配饰物品如手表、耳环、戒指、手镯、眼镜（包括隐形眼镜）等，贵重物品交患者家属妥善保管，带上相关影像资料，家属陪同送至手术室并在等待区等候。

五、术后健康指导

1. 体位

麻醉未清醒给予平卧位，头偏向一侧，避免术耳受压，清醒后可予头部抬高，利于引流和呼吸，同时减轻伤口缝合处张力，缓解疼痛。

2. 饮食

麻醉清醒后 2 小时无恶心、呕吐等不适可饮少量温开水,术后 6 小时从流质过渡到半流饮食,3 天内进食软食,逐步过渡到普食,避免进食干硬食物引起伤口疼痛,影响伤口愈合。注意加强营养,保持大便通畅。

3. 用药

术后患者给予抗炎、止血治疗,必要时给予镇痛治疗。

4. 切口

术后切口加压包扎,观察切口敷料有无松脱,如渗血、渗液较多,应更换敷料重新加压包扎。若出血过多,应及时通知医生,遵医嘱使用止血药物,并观察疗效。如敷料被血液浸湿应检查出血原因并予以更换。

5. 心理

关心体贴病人,做好解释工作,缓解其紧张、不安心理,使其主动配合治疗和护理。

六、健康促进指导

(1) 预防感冒,提高机体抵抗力,注意保暖,合理增减衣物。
(2) 避免噪声刺激,远离车辆喧嚣、人声喧哗的地方。
(3) 避免过度使用手机和耳机。
(4) 禁用各种耳毒性药物。
(5) 保持良好心态,情绪稳定,忌大喜大悲。
(6) 保持伤口敷料清洁干燥,观察有无渗血、渗液等。
(7) 洗头或洗澡时先用干棉球堵塞外耳道口,以免进水。
(8) 进营养丰富的饮食,保持口腔卫生。
(9) 定期复查,术后 1 个月内耳道内会有渗液。出现异常应立即就医。

(杨娟娟)

第五节　外耳道癌患者健康促进教育

一、疾病概述

外耳道癌是原发于外耳道的恶性肿瘤,最常见的是鳞状细胞癌。多见于中老年人,病因不明确,有观点认为与反复外耳道感染及各种罹患因素刺激有关。外耳道癌发病率不高。早期外耳道癌的临床症状和体征多无特异性表现,与外耳道炎、中耳炎的症状和体征相似,因此临床上外耳道癌易被漏诊和误诊。

二、临床表现

(1) 耳痛。起初表现为间歇性钝痛或刺痛,后转为持续性剧烈痛且向同侧颞、颈、肩部放射。

(2) 流血性分泌物。伴有感染可有流脓及听力下降。

(3) 晚期外耳道癌会侵犯周围组织,侵犯面神经可出现面瘫,侵犯三叉神经可出现耳痛。

(4) 其他。外耳道有新生物出现,新生物有可能像肉芽,触之易出血;也有可能是隆起的硬结,硬结逐渐增大,中间溃烂形成溃疡。

三、治疗原则

若通过耳镜观察到外耳道出现新生物或外耳道炎症经过适当治疗症状无改善,建议取活检,如果病理证实是恶性,可临床确诊外耳道癌,需及时接受治疗;根据肿瘤的部位、类型、分化程度行综合治疗。

1. 手术治疗

如果是早期以及中期行手术切除,术后辅助放疗。

2. 放疗及化疗

晚期患者无法行手术治疗,主要行放疗及化疗,化疗一般是 4~6 个周期。

四、术前健康教育

(1)与患者进行有效沟通,减轻患者焦虑及恐惧心理,对手术范围大的患者,协助医生向患者及其家属耐心、细致地解释,使其有充分的心理准备。

(2)向患者介绍术前注意事项、常规检查、手术名称及方式、时间、麻醉方法、常规准备内容及目的,讲解快速康复对患者的益处。术前 8 小时内禁固体饮食,6小时内禁乳类饮食,2 小时内禁水。保证充足睡眠,预防感冒。

(3)手术晨测量患者生命体征,根据手术范围遵医嘱备皮,沐浴,更换手术衣,排空大小便,等待手术室接患者。

(4)患者进手术室前取下义齿、金属物品及所有随身物品,带上所有影像资料。护士核对腕带。

五、术后健康教育

1. 体位

麻醉未清醒取平卧位,头偏向健侧;麻醉清醒取半卧位、仰卧位或健侧卧位。

2. 饮食

麻醉清醒后 2 小时无恶心、呕吐等不适可饮少量温开水,术后 6 小时从流质过渡到半流质饮食,3 天内进食软食,然后逐步过渡到普食,避免干硬食物,避免患侧咀嚼;饮食注意清淡、易消化、富含营养。

3. 切口

观察切口敷料渗血、渗液情况,少量渗出无需特殊处理,渗出量大且迅速时立即告知医生处理。术后切口敷料加压包扎 2~3 天,注意耳道的成型,观察手术切口及取皮区敷料情况。

4．并发症观察

根据手术范围评估患者可能出现的并发症，观察患者意识及有无头痛、眩晕、耳鸣、面部麻木、面瘫等症状，如有异常告知医生予及时处理。

5．心理护理

通过亲切接触、温和交谈、认真护理及经常探视的方式减轻患者对肿瘤产生的悲观情绪，运用现代专业的医学理念鼓励患者为新生活的开始抗击病痛。

六、健康促进指导

（1）进营养丰富易消化饮食，避免辛辣刺激饮食，戒烟酒。

（2）注意休息，生活规律。

（3）保持外耳道及切口清洁干燥，预防感冒，改掉擅自挖耳的不良习惯，未经医生允许暂勿游泳，告知患者耳道内填塞物不要自行取出，复查时医生会根据情况取出。避免早期洗头，以防止术后切口潮湿、感染。

（4）告知患者及其家属携带出院记录单按时复查、接受随访。一般术后一周来院复查，医生根据术耳情况决定下次复查时间。如有术耳肿胀、疼痛、血性分泌物渗出等不适，颈部淋巴结肿大、发热等异常情况，及时就诊，警惕复发。

（张　敏*）

第六节　分泌性中耳炎患者健康促进教育

一、疾病概述

分泌性中耳炎（secretory otitis media）又称渗出性中耳炎，是以中耳积液及听

---

*　作者单位系中国科学技术大学附属第一医院。

力下降为主要特征的中耳非化脓性炎性疾病。而当中耳积液黏稠呈胶冻状时,称胶耳。为耳鼻喉常见疾病之一。多发于冬春季,是成人和儿童常见的听力下降原因之一。本病按病程可分为急性和慢性两种。急性分泌性中耳炎炎症未愈,病程延续6~8周者,可称为慢性分泌性中耳炎。

二、临床表现

1. 听力下降

急性分泌性中耳炎病前大多有呼吸道感染史,以后听力逐渐下降,伴自听增强。当头位变动,如前倾或偏向患侧时,因积液离开蜗窗,听力可暂时改善。小儿大多表现为对声音反应迟钝,看电视时要调大音量、注意力不集中、学习成绩下降。如一耳患病,另一耳听力正常,可长期不被察觉,只能于体检时被发现。

2. 耳痛

起病时可有轻微耳痛,常为病人的第一症状,可为持续性,亦可为抽痛。慢性者耳痛不明显。

3. 耳鸣

部分患者有耳鸣,多为低音调间歇性,如有"噼啪"声、"嗡嗡"声及"流水"声等。当头部运动、打哈欠或捏鼻鼓气时,耳内可出现气过水声。但若液体黏稠或完全充满鼓室,可无此症状。

4. 耳内闭塞感

患者自觉耳内阻塞、闷胀感,按压耳屏后该症状可暂时缓解。

三、治疗原则

治疗原则为改善中耳通气引流及清除中耳积液。

(1) 非手术治疗。控制感染及改善咽鼓管通气引流。

(2) 手术治疗。根据病人情况采取不同的手术方法,如鼓膜穿刺抽液、鼓膜切开术、鼓膜切开加置管术等。

（3）及时治疗鼻咽及鼻腔疾病。

四、术前健康教育

（1）术前 8 小时内禁固体饮食，6 小时内禁乳类饮食，2 小时内禁水，即术前 2 小时可口服清饮料，包括清水、糖水、无渣果汁、碳酸类饮料、清茶及黑咖啡（不含奶），不包括含酒精类饮品。遵医嘱备皮。

（2）术日晨更换手术衣，排空大小便，等待手术室接患者。

（3）患者进手术室前取下贵重物品、金属物品，带上所有影像资料。

五、术后健康教育

1. 体位

麻醉未清醒给予平卧位，头偏向一侧，清醒后可予半卧位。

2. 饮食

根据 ERAS 的建议，术后 1～2 小时给予少量饮水，4～6 小时逐步过渡到软食。

3. 切口

严密观察生命体征，若有异常及时通知医生处理；术后偶有伤口疼痛或抽痛，耳内有脉搏跳动感、水流声或耳鸣加剧，及轻微头晕、恶心属正常现象，护士做好必要的沟通与解释。

4. 用药

正确使用滴鼻液，选用合适的抗生素控制感染，给予类固醇激素类药物以减轻炎性渗出和机化。

六、健康促进指导

（1）避免进食辛辣刺激性食物，戒烟限酒，避免接触烟雾等不良气体，保护和增强上呼吸道黏膜的抵抗力。

（2）加强身体锻炼，增强体质，预防感冒。勿挖耳，勿用力擤鼻，养成良好的卫生习惯。

（3）高空飞行或下降时，可做吞咽或张口咀嚼动作，使咽鼓管两端压力平衡。

（4）保持切口清洁，干燥。中耳置管者，勿牵拉耳郭，避免剧烈运动、晃动头部。

（5）嘱病人积极治疗引起分泌性中耳炎的原发疾病。

（6）可告知患儿家长定期带患儿行筛选性声导抗检测。婴幼儿喂奶时应注意头部不要太低。

（7）已行鼓膜切开或置中耳通气管的病人，暂停一切水上活动。洗头和淋浴时可先用干棉球或耳塞塞住外耳道，避免耳内进水，以防中耳感染。

（8）定期门诊随诊，3～6个月取管，如有不适立即就医。

（夏明华）

第七节　慢性化脓性中耳炎患者健康促进教育

一、疾病概述

慢性化脓性中耳炎（chronic suppurative otitis media）是中耳黏膜、骨膜或深达骨质的慢性化脓性炎症，常合并慢性乳突炎。慢性化脓性中耳炎是耳科常见病之一，以反复耳流脓、鼓膜穿孔及听力下降为主要临床表现，严重者可引起颅内、外并发症。

二、临床表现

1. 耳部流脓

为间断性，或长期持续。当上呼吸道感染或经外耳道感染时，耳部流脓发作或增多。分泌物为黏脓性,或稀薄或黏稠,有肉芽或息肉者,分泌物可偶混有血液;分泌物量多少不等。

2. 听力下降

听力损失程度不等,轻者可不自觉,待听力损失严重时方觉听力下降。

3. 耳鸣

部分患者可伴有低频或高频耳鸣。

4. 鼓膜穿孔

穿孔位于鼓膜紧张部,大小不等,可分为中央性和边缘性两种,从穿孔处可见鼓室内壁黏膜充血、肿胀,或增厚、高低不平,或有肉芽、息肉,大的肉芽或息肉可循穿孔伸展于外耳道,穿孔被遮盖而不可见。

三、治疗原则

治疗原则为消除病因,控制感染,清除病灶,通畅引流,尽可能恢复听力。

1. 药物治疗

引流通畅者,以局部用药为主,炎症急性发作时,宜全身应用抗生素。有条件者,用药前先取脓液做细菌培养及药敏试验,以指导用药。

2. 手术治疗

慢性中耳炎已引起颅内、外并发症时,应及时手术清除中耳病变;鼓室或乳突腔内有不可逆病变,慢性中耳炎保守治疗效果不明显时,应积极行手术治疗;慢性中耳炎引起中耳解剖结构的破坏可以通过手术恢复其功能。

四、术前健康教育

(1) 向患者及其家属解释手术的必要性和安全性,告知患者术后可能出现的不适及应对措施,缓解患者及其家属的紧张、焦虑情绪,提高手术耐受性。

(2) 医护协作介绍手术方式及治疗效果,使患者及其家属树立对疾病的正确认知和对治疗效果的客观期望值。

（3）推行 ERAS 在外科病房的实施，根据患者手术预计安排时间，术前 8 小时内禁固体饮食，6 小时内禁乳类饮食，2 小时内禁水，即术前 2 小时可口服清饮料，包括清水、糖水、无渣果汁、碳酸类饮料、清茶及黑咖啡（不含奶），不包括含酒精类饮品。

（4）指导床上排便训练，术前 1 晚保证良好睡眠（如睡前热水泡脚）。

（5）清洁患耳耳郭及耳周，剃除术耳耳周 4～6 cm（约四横指）毛发，长发患者将术侧头发用非金属发夹固定（可选用粘发贴）或编成小辫梳向对侧，以免妨碍消毒和手术操作。

（6）手术晨遵医嘱执行特殊用药，监测生命体征，更换手术衣，排空大小便，再次询问女性患者是否在月经期，等待手术室接患者。

（7）患者进手术室前取下活动性义齿、配饰物品如手表、耳环、戒指、手镯、眼镜（包括隐形眼镜）等，贵重物品交患者家属妥善保管，带上相关影像资料，家属陪同送至手术室并在等待区等候。

五、术后健康教育

1. 体位与活动

麻醉未清醒给予平卧位，头偏向一侧，避免术耳受压，清醒后可予头部抬高，利于引流和呼吸，同时减轻伤口缝合处张力，缓解疼痛。行听力重建术的患者，术后应头部制动 3 天，避免因头部剧烈活动导致植入物移位；提醒患者勿用力打喷嚏，指导其正确擤鼻，以免鼓室压力过大，造成鼓膜穿孔。

2. 饮食

根据 ERAS 的建议，1～2 小时给予少量饮水，4～6 小时逐步过渡到软食。避免患侧咀嚼使下颌骨频繁活动，导致切口不愈合或者植入物移位。

3. 伤口

敷料加压包扎 2～3 天，不可自行松解或去除，酌情换药，术后 7～10 天拆线。加压包扎期间若出现耳鸣、耳闷胀感，告知医生酌情处理。

4．眩晕与安全

重点观察患者有无内耳刺激症状,如部分患者术后可能出现眩晕、头痛、恶心、呕吐等不适,嘱患者卧床休息,遵循起床三部曲,防止跌倒坠床。

5．面瘫

因术中面神经裸露、局部炎症、水肿等原因,患者可能出现额纹消失、口角歪斜、鼻唇沟变浅等面瘫症状。除常规抗炎治疗外,可应用 B 族维生素、甲钴胺等营养神经药物,也可用针灸、理疗、热敷促进神经功能恢复,避免面部冷刺激,可进行面肌康复训练。

六、健康促进指导

(1) 术后 3 个月内耳道内可能有少量淡黄色或淡血性稀薄渗液,可用清洁的干棉球擦拭,勿堵塞耳道。若渗液性质、颜色、气味异常,应及时就医。

(2) 保持术耳清洁干燥,不宜游泳。沐浴或洗头时,用干棉球塞于外耳道防止污水入耳,洗浴后及时取出。

(3) 行听力重建术的患者应随访听力,远离高压、强磁场环境,不使用耳机。

(4) 行鼓膜修补术的患者短期内避免乘坐飞机、过山车等可引起耳内压骤然发生变化的活动。

(5) 定期门诊随诊,如有不适随时就医。

(6) 加强体育锻炼,提高机体抵抗力,预防感冒。

(7) 避免辛辣刺激性食物,戒烟限酒。

(夏明华)

第八节 中耳癌患者健康促进教育

一、疾病概述

中耳癌(cancer of the middle ear),可原发于中耳或外耳道、耳郭,来自腮腺、鼻咽和颅底处的癌肿也可侵犯中耳。80%的患者有慢性中耳炎病史,好发于40～60岁。鳞状细胞癌最为多见,其次为腺样囊性癌,也可包括乳头状瘤恶变、肉瘤等少见病理类型。

二、临床表现

(1) 耳内出血或有血性耳漏为最早和最常见的症状。
(2) 耳痛为耳深部胀痛、跳痛或刺痛,夜间痛明显,不易缓解。
(3) 听力减退。
(4) 肿瘤侵犯面神经可出现周围性面瘫。
(5) 眩晕为肿瘤晚期侵犯迷路所致。
(6) 其他脑神经受累、颅内与远处转移症状。

三、治疗原则

早期宜采用手术切除加术后放疗,对晚期患者则应进行综合治疗。

1. 手术治疗

对局限于中耳乳突腔内的较小的肿瘤(T_1期),可行乳突根治术或扩大的乳突根治术;肿瘤已侵犯内耳、岩尖者,行颞骨次全切除术或颞骨全切除术。有颈淋巴结转移者,应采用颈部淋巴结廓清术。

2. 放射治疗

随着放射设备的不断更新,在钴60和直线加速器代替了镭锭和常规X射线的治疗后,中耳癌的放疗效果有了显著的提高。放疗中应保持耳道清洁,预防和控制感染,促使肿瘤消退,减轻放射损伤。

3. 化学治疗

化疗仅作为手术或放射治疗的辅助方法,对于无手术指征的晚期病例有缓解症状的作用。

四、术前健康教育

(1) 向患者及其家属解释手术的必要性和安全性,告知患者术后可能出现的不适及应对措施,缓解患者及其家属的紧张、焦虑情绪,提高手术耐受性。

(2) 术前 8 小时内禁固体饮食,6 小时内禁乳类饮食,2 小时内禁水。指导床上排便训练,保证良好睡眠。

(3) 清洁患耳耳郭及耳周,剃除术耳耳周 4～6 cm(约四横指)毛发,长发患者将术侧头发用非金属发夹固定(可选用粘发贴)或编成小辫梳向对侧。

(4) 手术晨遵医嘱执行特殊用药,监测生命体征,更换手术衣,排空大小便,再次询问女性患者是否在月经期,等待手术室接患者。

(5) 患者进手术室前取下活动性义齿、配饰物品如手表、耳环、戒指、手镯、眼镜(包括隐形眼镜)等,贵重物品交患者家属妥善保管,带上相关影像资料,家属陪同送至手术室并在等待区等候。

五、术后健康教育

1. 体位

采取半卧位,避免术耳受压,在利于引流和呼吸的同时减轻伤口缝合处张力。

2. 饮食

回病房后 1～2 小时如无恶心、呕吐等不适症状,可给予少量饮水,4～6 小时逐步过渡到软食。对于术后体质较差、张口疼痛或咀嚼困难、有胃病史者可进行鼻饲饮食,以补充身体所需热量,保护胃黏膜,防止应激性溃疡的发生。

3. 病情观察

（1）严密观察患者的神志，瞳孔大小，对光反应灵敏度，球结膜水肿与否，有无持续性烦躁或嗜睡、昏迷状态，有无剧烈头痛、喷射性呕吐、颈项强直及肢体感觉、运动障碍等症状，防止颅内压升高。

（2）保持术腔引流管通畅，观察引流量、引流液颜色及性状。

（3）脑脊液耳漏。及时询问患者有无耳道清水样液体流出，叮嘱患者勿用力咳嗽、打喷嚏、擤鼻涕，以防逆行感染及影响漏口的愈合。密切观察脑脊液的量和流速，加强抗感染治疗。

（4）面瘫。因术中面神经裸露、局部炎症、水肿等原因，患者可能出现额纹消失、口角歪斜、鼻唇沟变浅等面瘫症状。除常规抗炎治疗外，可应用 B 族维生素、甲钴胺等营养神经药物，也可用针灸、理疗、热敷促进神经功能恢复，避免面部冷刺激，可进行面肌康复训练。

4. 眩晕与安全

如部分患者术后可能出现眩晕、头痛、恶心、呕吐等不适，保持病室安静、避免噪音，室内光线宜柔和，护理患者动作轻柔，尽量避免靠摇床架和搬动头部，嘱患者卧床休息，遵循起床三部曲，防止跌倒坠床。

六、健康促进指导

（1）合理安排日常生活、劳逸结合，戒烟酒，保持良好的睡眠。

（2）预防感冒，注意保暖，及时增减衣物。

（3）避免噪声刺激，远离车辆喧嚣、人声喧哗的地方。避免过度使用手机及耳机。

（4）保持良好心态，情绪稳定。

（5）遵医嘱按时用药，不可自行停药或改药。

（6）放化疗期间，注意保护皮肤和血管，定期复查，加强营养供给。

（李　烈）

第九节 先天性感音神经性耳聋患者健康促进教育

一、疾病概述

先天性感音神经性耳聋是指出生后即已存在的耳聋,可分为遗传性和非遗传性两大类。

1. 遗传性聋

遗传性聋(hereditary hearing loss)系继发于基因或染色体异常等遗传缺陷(genetic defect)的听觉器官发育缺陷而导致的听力障碍。出生时已存在听力障碍者称为先天性(congenital)遗传性聋,婴幼儿期、儿童期、青少年期或以后的某个时期开始出现听力障碍者称为获得性先天性(acquired congenital)遗传性聋。

2. 非遗传性先天性聋

非遗传性先天性聋(nonhereditary congenital hearing loss)指由妊娠期母体因素或分娩因素引起的听力障碍。病毒感染、产伤和核黄疸症为其发生的主要病因,母亲患梅毒、艾滋病或在妊娠期大量使用耳毒性药物等亦可导致胎儿耳聋。非遗传性先天性聋往往为双耳重度聋或极度聋。

该疾病不仅会影响听力,还会影响患者的语言系统发育,从而影响患者心理健康,降低患者生活质量。

二、临床表现

出生时即存在听力障碍,部分患者可能伴有耳鸣及眩晕情况。

三、治疗原则

1. 选配助听器

适用于传导性耳聋及轻、中度感音神经性耳聋。

2. 手术治疗

对双耳重度或极重度聋的患者可行手术治疗，以改善局部血液循环，促进内耳可逆损害恢复。必要时行人工耳蜗植入术。

四、术前健康教育

（1）患者均为先天性耳聋，平时交流主要是通过肢体语言，尤其是手语，因此护理人员应通过目光、表情以及各种躯体动作向患者传达信息。可通过与患者玩游戏、玩玩具等增进与患者的关系，尽量稳定患者情绪，促进患者配合治疗。

（2）术前8小时内禁固体饮食，6小时内禁乳类饮食，4小时内禁母乳，2小时内禁水，即术前2小时可口服清饮料，包括清水、糖水、无渣果汁、碳酸类饮料、清茶及黑咖啡（不含奶），不包括含酒精类饮品。

（3）指导床上排便训练，术前一晚保证良好睡眠（如睡前热水泡脚）。

（4）手术晨遵医嘱执行特殊用药，监测生命体征，更换手术衣，排空大小便，再次询问女性患者是否在月经期，等待手术室接患者。

（5）患者进手术室前取下活动性义齿、配饰物品如手表、耳环、戒指、手镯、眼镜（包括隐形眼镜）等，贵重物品交给患者家属妥善保管，带上相关影像资料，家属陪同送至手术室并在等待区等候。

（6）清洁患耳耳郭及耳周，剃除术耳耳周4～6 cm（约患者四横指）毛发，长发患者将术侧头发用非金属发夹固定（可选用粘发贴）或编成小辫梳向对侧，以免妨碍消毒和手术操作。

五、术后健康教育

1. 体位

麻醉未清醒给予平卧位,头偏向一侧,避免术耳受压,清醒后可予头部抬高,利于引流和呼吸,同时减轻切口缝合处张力,缓解疼痛。

2. 饮食

回病房后 1～2 小时如无恶心、呕吐等不适症状,可给予少量饮水,4～6 小时逐步过渡到软食。

3. 活动

术后避免头部剧烈活动,勿用力打喷嚏,以免压力过大,造成鼓膜内陷穿孔。下床活动遵循三步:床上静坐 30 秒,床边静坐 30 秒,床边站立 30 秒,无头晕等不适主诉,在家属陪同下行走。

4. 注意事项与并发症预防

(1) 电极移位。患者术后应保持健侧卧位,避免术区受到压迫,术后妥善牢固固定电极,避免患者头以及下颌骨做大幅度的活动,予以流食,避免咀嚼动作,避免打喷嚏,避免快速转动头部,避免抓挠术区切口,以免影响耳蜗植入的牢固性。

(2) 切口裂开、出血、感染。术后密切观察患者切口部位的情况,观察其敷料有无渗血、污染等,加压包扎力度应该适宜,以避免引起血肿,注意观察患者皮肤有无坏死。

(3) 面瘫。人工耳蜗植入术容易损伤到患者面部神经,从而导致患者发生面瘫。因此,护理人员在术后应密切观察患者有无面部抽搐、眼睑闭合不全、口角歪斜等情况,若有发生,及时报告医生进行处理。

(4) 脑脊液耳漏。密切观察患者鼻腔或耳部有无清亮液体流出,如有异常及时通知医生对症处理。

六、健康促进指导

(1) 告知患者勿用力擤鼻、打喷嚏等,保持大便通畅,防止内耳逆行感染。

（2）耳蜗维护。指导家属正确使用和合理保养人工耳蜗,告知患者及其家属避免头部剧烈撞击,以防止人工耳蜗植入体发生移位或者脱落,体外部件防止潮湿,远离高电压、强磁场,不可做磁共振检查,按时更换耳蜗电池。

（3）语言训练。术后1个月由指定人员开机调频,由弱渐强,定期调试至稳定。开机后1个月即可进行听觉语言康复训练。

（崔江萍）

第十节　突发性耳聋患者健康促进教育

一、疾病概述

突发性耳聋亦称"特发性突发性聋(idiopathic sudden hearing loss)",简称"突聋(sudden hearing loss,sudden deafness)"。突发性耳聋是指突然发生的、原因不明的感音神经性听力损失,患者的听力一般在数分钟或数小时内下降至最低点,少数患者可在3天内降至最低点,可同时或先后伴有耳鸣及眩晕。这种耳聋大多为感音神经性的。

二、临床表现

本病的临床特征为突然发生的听力下降,常为中度或重度,以单侧听力下降多见,可伴有耳鸣、耳堵塞感、耳周麻木或沉重感、眩晕、恶心、呕吐等,此病易反复,部分病人可出现焦虑、睡眠障碍等精神心理症状;一般外耳道无病变,纯音测听提示感音神经性聋,如无特殊疾病史,CT、MRI可排除其他颅脑疾病。

三、治疗原则

多采用综合治疗的方法,在发病后尽早积极治疗。

（1）药物治疗。糖皮质激素、溶栓和抗凝药物、神经营养类药物。

（2）物理疗法。高压氧吸入。

（3）若合并基础疾病，应积极治疗基础疾病。

（4）手术疗法。因迷路窗膜破裂导致的突发性耳聋可行内耳迷路窗膜破裂修补堵塞术等。

四、疾病教育

1．症状教育

（1）听力下降。评估患者听力下降程度及文化水平，建立有效的沟通方式。

（2）耳鸣、眩晕。提供安静舒适的病房环境；谨防跌倒、坠床，加强安全宣教；眩晕患者饮食应低盐或无盐饮食。

（3）恶心、呕吐。嘱保持半坐卧位或侧卧位，保持呼吸道通畅，必要时遵医嘱用药。

2．用药教育

（1）糖皮质激素及改善循环药物。如金纳多、甲强龙，应观察血压变化，有无面色潮红、皮下出血及胃肠道不适，头痛、低血压、过敏反应等现象。长期注射时需改变注射部位以减少静脉炎的发生。

（2）抗凝药。定期监测患者凝血象的变化，密切观察有无出血倾向，女病人月经期禁用此类药物。

3．鼓膜内注射教育

操作前应向患者介绍该项治疗，让患者了解该项操作过程、必要性及注意事项；操作结束后患者偶有伤口短暂抽痛，耳内有脉搏跳动感、水流声或耳鸣加剧，及轻微头晕、恶心属正常现象，嘱患者勿用力挖耳，洗澡、洗脸时防止污水流入引发感染，保证伤口在干燥的环境下愈合。

4．高压氧治疗教育

（1）入舱前做好宣传解释工作，使患者明确治疗目的，消除紧张恐惧心理，了解每个患者的诊断、治疗方案，防止发生在治疗中出现的不良反应。

（2）进舱前教会患者预防各种气压伤的基本知识，了解耳咽管的通气方法，教会患者开张咽鼓管的动作要领。

（3）患者必须遵守氧舱的医疗安全规则，严禁把易燃易爆物品带进舱（空气加压舱、纯氧舱）内，不宜穿戴易产生静电火花的衣物，只能穿全棉质服装。

（4）入舱前应排空大小便，保持舱内空气清新，无味干净，不宜饱食、饥饿和酗酒，不食用易产气的食物（如：豆类），一般情况下，最好在饭后1～2小时入舱。

（5）治疗结束减压时可感到耳部有气体逸出，切勿屏气，宜正常呼吸，以防肺气压伤。

（6）有感冒、发热、腹痛、眩晕明显者及生理期女性应暂停高压氧治疗。

五、健康促进指导

（1）日常生活中，避免接触噪音或者过大的声音，勿长时间佩戴耳机。

（2）勿过度劳累，注意劳逸结合，保持身心愉悦，加强锻炼，增强体质，避免感冒，预防病毒感染。

（3）保持均衡饮食，饮食宜清淡，多吃新鲜蔬果，减少烟酒、咖啡等刺激。

（4）积极治疗高血压、高血脂、糖尿病等全身慢性疾病。

（5）避免使用耳毒性药物。避免耳外伤和耳部感染。

（张淑媛）

第十一节　耳硬化症患者健康促进教育

一、疾病概述

耳硬化（otosclerosis）又称耳硬化症，是骨迷路发生反复的局灶性吸收并被富含血管和细胞的海绵状新骨所替代，继而血管减少，骨质沉着，形成骨质硬化病灶而产生的疾病。病变位于前庭窗，引起镫骨固定者称为镫骨耳硬化（stapedial otosclerosis）；病变位于迷路或内听道，导致听觉感受器或听神经病变者称为耳蜗耳硬化（cochlear otosclerosis）。后者临床罕见。

一般认为，耳硬化病灶的好发部位为前庭窗前区和蜗窗边缘。多数患者因硬化病灶侵及前庭窗,引起镫骨固定而出现临床症状,称为临床耳硬化(clinical otosclerosis)。有些患者终生无自觉症状,仅见于尸解病理学检查,称为组织学耳硬化(histologic otosclerosis)。组织学耳硬化在白种人中的发病率高达 8% ~ 10%,而临床耳硬化仅占其中的 12% 左右。在黄种人和黑种人中发病率则很低。临床耳硬化好发年龄为 20~40 岁,男女发病之比约为 1 : 2.5。

二、临床表现

1. 听力减退

多为无任何诱因的双耳进行性听力减退,但常不同时发生。最初听力减退轻微,发展速度缓慢。外伤、过度疲劳、烟酒过度、妊娠等可致听力减退显著加剧,对患者社交活动产生明显影响。

2. 耳鸣

可为间歇性或持续性,常见低音调耳鸣。多数患者耳鸣与耳聋同时出现,少数出现于听力减退之前。

3. 威利斯听觉倒错(paracusis of Willis)

不少患者在喧闹环境中的听觉反而较在安静环境下为好,临床上将此现象称为威利斯听觉倒错或威利斯误听。

4. 眩晕

少数患者在头部活动后出现轻度短暂眩晕,可能与半规管受累或迷路水肿有关。

三、治疗原则

主要分为手术疗法和选配助听器,应视患者的年龄、病情发展、耳聋程度等具体情况酌定。

1. 手术疗法

手术疗法是治疗本病的主要方法。

(1) 镫骨手术。为现代耳显微外科治疗耳硬化的首选手术方式。对固定的镫骨进行直接处理,目的是改善患者听力,阻止病情继续发展。适用于气导听力损失45 dB 以上,气、骨导差距 15 dB 以上的耳硬化患者。主要手术方式为人工镫骨术。替代镫骨的赝复物常用聚四氟乙烯、特氟隆活塞(teflon piston)、硅胶、自体残留镫骨、同种听骨等。覆盖前庭窗常用颞肌筋膜、骨膜、软骨膜、脂肪、自体静脉和结缔组织等。

(2) 内耳开窗术(fenestration of inner ear)。又称外半规管开窗术,即在外半规管开一小窗口,使声波经此窗传入内耳。适用于某些特定条件下,以及镫骨手术有困难的患者,如面神经畸形、镫骨动脉残留、前庭窗硬化灶过于广泛等。

2. 选配助听器

不适于或不愿接受手术者,可根据患者听力损失情况酌情选配适宜的助听器。

四、术前健康教育

(1) 若患者术前迫切希望通过手术达到改善听力,解除耳鸣及眩晕,对手术期望值较高,同时对鼓室硬化症发病机制不了解,担心手术效果及可能发生的并发症,还有个别患者因术前耳周备皮、担心影响容貌等原因,容易精神紧张,产生焦虑、烦躁情绪,应予以针对性的心理疏导,介绍手术治疗的机理、疗效、优点及可能发生并发症的应对措施,让患者有适当的期望值,消除紧张情绪,积极配合手术治疗,以达到令人满意的效果。

(2) 术前 8 小时内禁固体饮食,6 小时内禁乳类饮食,2 小时内禁水。

(3) 术前一天确认植入术侧,剃除术侧耳郭周围 4～6 cm 范围内的头发,清洁耳郭及周围皮肤,术日晨长发患者将头发梳理整齐,暴露手术区域。

(4) 手术晨遵医嘱执行特殊用药,监测生命体征,更换手术衣,排空大小便,再次询问女性患者是否在月经期,等待手术室接患者。

(5) 患者进手术室前取下活动性义齿、配饰物品如手表、耳环、戒指、手镯、眼镜(包括隐形眼镜)等,贵重物品交患者家属妥善保管,带上相关影像资料,家属陪同送至手术室并在等待区等候。

五、术后健康教育

1. 预防人工镫骨移位

人工镫骨植入术后头部制动72小时,患者取半卧位,起床时动作宜慢,避免头部过度晃动、碰撞;嘱患者注意保暖,预防感冒,避免剧烈咳嗽、打喷嚏,指导正确单侧擤鼻方法,切忌用力擤鼻,以免气流通过咽鼓管出现震动,影响移植的鼓膜及听小骨稳固性,如有必要可适当使用收缩血管的鼻喷剂,改善咽鼓管通气。

2. 饮食护理

回病房后1～2小时给予少量饮水,4～6小时逐步过渡到软食。多食富含纤维素的饮食,保持大便通畅,避免排便用力过大导致鼓室腔内压力增高,影响重建的听骨链及修复鼓膜移位。

3. 切口护理

注意观察切口渗血、渗液情况,保持切口敷料清洁干燥、包扎松紧适宜。如发现活动性渗血或敷料渗液多而且清亮,要考虑发生脑脊液耳漏,需提醒主管医师及时处置。

4. 疼痛护理

术后大多数病人会感觉耳道内隐痛或短暂的耳道内抽痛,若切口疼痛明显,难以忍受,需报告主管医生,进行止痛处理。

5. 术后并发症的观察与护理

(1) 恶心、呕吐及眩晕。术后出现恶心、呕吐及眩晕症状,与术中行镫骨撼动及底板部分切除术,淋巴液少量外漏,术后引起局限性迷路炎有关。出现上述症状时协助患者取健侧头高卧位,以防呕吐引起窒息或呛咳;呕吐严重者及时补充水电解质,必要时给予安定类镇静剂。眩晕发作期间叮嘱病人卧床闭目静息,限制头部活动;床边加床挡,保持病房环境安静,避免快速变换体位,经对症处理,眩晕症状一般术后5～7天消退,待眩晕症状好转病人可适当坐起或下床活动,站立时须有人搀扶,预防坠床及跌倒。

（2）面瘫。面瘫临床表现为口角歪斜、眼睑不能闭合、额纹减退或消失等。可分为术后即出现及迟发性面瘫，前者可能与术中直接损伤面神经有关，后者一般为术后3~14天出现，可能与术腔填塞过紧致面神经血运障碍或局部炎症、水肿波及面神经有关。若术后出现面瘫，立即报告主管医生，应用糖皮质激素并配合理疗、神经营养剂等治疗。注意面部保暖，眼睑不能闭合者予涂眼膏、包眼等措施保护角膜。

（3）耳鸣、耳聋。术后部分患者有耳鸣或者原有耳鸣加剧，发生原因可能包括：① 术中清理前庭窗及圆窗周围硬化灶刺激内耳；② 原鼓膜完整，鼓室腔相对于净，术后鼓室腔多量血性分泌物、无菌性炎症因子通过前庭窗渗到内耳；③ 可能术中高速电钻对内耳有影响。个别病人甚至出现听力下降，严重者出现感音神经性聋，需及时应用激素及营养神经药物，若耳鸣患者无法入睡，可睡前口服地西泮，保证充足睡眠及良好睡眠状态，对改善耳鸣、听力下降有很大帮助。

六、健康促进指导

（1）保持耳内清洁，洗头或淋浴时要先用棉球堵住外耳道口，以免污水进入耳内，引起感染。耳内渗液正确处理，预防不干耳。

（2）避免重体力劳动，避免头部过度晃动和撞击。半年内不乘坐飞机，不进行游泳、跳水等体育活动。

（3）避免进入过强声场，不使用耳机，定期随访听力。

（4）叮嘱患者及时复诊，术后6~7天拆线，10~14天抽出耳内填塞物，告知患者按时取出耳内填塞物的重要性。抽出过迟，不仅不能及早观察鼓膜生长情况，而且还会由于填塞物的压迫影响局部移植物的血供，严重者会导致耳道术腔感染，导致鼓膜穿孔或化脓性耳郭膜炎。

（5）嘱患者注意保暖，预防感冒，掌握正确的擤鼻方法。

（6）遵医嘱用药，掌握正确的耳内滴药方法，如有不适，及时就医。

（胡翠霞）

第十二节　梅尼埃病患者健康促进教育

一、疾病概述

梅尼埃病(Ménière disease)是一种病因不明的、膜迷路积水的特发性内耳疾病,曾称美尼尔病,在 1861 年,由法国医师 Prosper Ménière 首次提出。临床表现为旋转性眩晕、波动性听力下降、耳鸣和耳闷胀感。眩晕有明显的发作期和间歇期,本病多发生于 30～50 岁的中青年人,儿童少见,大多数患者单耳患病。

二、临床表现

典型的梅尼埃病有如下症状:

1. 眩晕

本病的临床特征为突然发作的旋转性眩晕,患者常感觉周围物体围绕自身,沿一定的方向旋转,闭目时症状可减轻,常伴有恶心、呕吐、面色苍白、出冷汗、血压下降等自主神经反射症状。头部的任何动作都可使眩晕加重,但意识清楚。

2. 耳聋

早期多为低频下降的感音神经性聋,可为波动性,发作期听力下降,而间歇期可部分或完全恢复。随着病情发展,听力损失可逐渐加重,逐渐出现高频听力下降。

3. 耳鸣

耳鸣可能是本病最早的症状,初期可表现为持续性的低调吹风样,晚期可出现多种音调的嘈杂声,如铃声、蝉鸣声、风吹声等。耳鸣可在眩晕发作前突然出现或加重,间歇期耳鸣消失,久病患者耳鸣可持续存在,少数患者可有双侧耳鸣。

4. 耳闷胀感

眩晕发作期,患耳可出现耳内胀满感、压迫感、沉重感。少数患者诉耳轻度疼痛伴痒感。

三、治疗原则

(1) 调节自主神经功能。

(2) 改善内耳微循环。

(3) 解除迷路积水。

四、疾病教育

1. 症状教育

(1) 听力下降。评估患者听力下降程度及文化水平,建立有效的沟通方式。

(2) 耳鸣、眩晕。提供安静舒适病房环境;谨防跌倒、坠床,加强安全宣教;眩晕患者饮食应低盐或无盐饮食。

(3) 恶心、呕吐。嘱半坐卧位或侧卧位,保持呼吸道通畅,必要时遵医嘱用药。

2. 用药教育

(1) 前庭神经抑制剂。用于急性发作期,可减弱前庭神经核的活动,控制眩晕。常用药物有地西泮、苯海拉明等。

(2) 抗胆碱能药。如山莨菪碱和东莨菪碱等可缓解恶心、呕吐等症状。

(3) 血管扩张药。可改变缺血细胞的代谢、选择性舒张缺血区血管,缓解局部缺血,常用的有氟桂利嗪、倍他司汀、银杏叶片等。

(4) 利尿脱水药。可改变内耳液体平衡,控制眩晕。常用药物有双氢克尿噻、乙酰唑胺等。

(5) 糖皮质激素。基于免疫反应学说,可应用地塞米松、泼尼松等治疗。

(6) 维生素类。如代谢障碍、维生素缺乏导致,可以使用维生素治疗。常用的有维生素 B_1、维生素 B_{12}、维生素 C 等。

3. 化学性迷路切除术

利用氨基糖甙类抗生素的耳毒性,破坏内耳前庭功能,达到治疗眩晕的目的,所用药物主要为链霉素及庆大霉素,可全身及鼓室内用药。

4. 手术治疗

梅尼埃病经药物疗法失败后,可考虑外科手术治疗。手术种类较多,如内淋巴囊手术、星状神经节封闭术、因眩晕而丧失工作生活能力者、患耳听力丧失者可选择迷路切除术、前庭神经切断术等。手术方式的选择应依据听力、眩晕等症状的严重程度以及患者的年龄、职业、生活方式等决定。

五、健康促进指导

(1) 日常生活中,注意保持心情舒畅,避免抑郁等不良情绪。

(2) 避免过度劳累及生活不规律,避免熬夜,注意劳逸结合,保持身心愉悦,加强锻炼,增强体质。

(3) 尽量避免灯光照射及强声刺激。

(4) 积极治疗高血压、糖尿病等全身慢性疾病。

(5) 注意低盐低脂清淡饮食,适当控制摄入水量,禁烟酒、咖啡、浓茶等刺激性饮料。

(6) 避免接触过敏原,控制全身过敏性疾病,治疗全身伴随疾病。

(程　茹)

第十三节　听神经瘤患者健康促进教育

一、疾病概述

听神经瘤(acoustic neuroma)因多起源于内听道前庭神经鞘膜的施万细胞

(Schwann cell)，又称前庭神经鞘瘤（vestibular schwannoma），为耳神经外科最常见的良性肿瘤，占桥小脑角肿瘤的 80%～90%，占颅内肿瘤的 8%～10%，其发病率仅次于神经胶质、脑膜瘤和垂体瘤，最近的流行病学调查显示，听神经瘤的年发病率为 1.9～2.3/10 万。临床统计资料表明，听神经瘤男女发病之比为 2∶3～1∶2，好发年龄为 30～50 岁。单侧患病居绝大多数，双侧听神经瘤仅占总数的 4%～5%，为神经纤维瘤病Ⅱ型的常见临床表现。

二、临床表现

临床症状与肿瘤大小、受累位置有关。肿瘤位于内听道内时表现为听力下降、耳鸣和前庭功能障碍；进入桥小脑角后，听力下降加重，并可出现平衡失调；压迫三叉神经时可出现同侧面部麻木。肿瘤进一步生长可压迫脑干，出现脑积水、头痛和视力下降等不适。

1. 耳聋耳鸣

单侧感音神经性听力下降是听神经瘤最常见的早期症状，言语辨别率呈不成比例的下降。部分患者表现为突发性耳聋。耳鸣较常见，可出现于听力下降之前，单侧耳鸣应警惕听神经瘤的可能。

2. 平衡失调

前庭功能障碍亦可为听神经瘤的早期症状，但通常仅表现为轻度头晕、不稳感。小脑受压时表现为协调运动障碍、步态不稳、向患侧倾倒等症状。

3. 神经受累症状

除听神经外，三叉神经受累最为多见，表现为面部麻木、疼痛或感觉异常。临床上出现面神经症状者很少，如若出现，应警惕面神经鞘膜瘤的可能。当肿瘤瘤体巨大时，可出现后组脑神经受压症状如吞咽困难、声嘶或误咽、呛咳等。

4. 高颅压症状

头痛开始时多为枕部刺痛或隐痛，随着病情发展，头痛逐渐加重，当出现脑积水、颅内高压时可头痛剧烈、恶心、呕吐，严重时可因脑疝而死亡。

三、治疗原则

目前对听神经瘤的治疗策略主要有三种：

1. 手术切除

手术切除为目前公认的首选治疗方法。

（1）手术治疗目标。目前听神经瘤手术成功率已大大提高，其目标已从早期的降低死亡率发展到现代的功能保存。现代听神经瘤手术应能达到下列要求：① 全切肿瘤；② 严重神经系统后遗症发生率低；③ 面神经功能保存率高；④ 对有实用听力者争取保存听力。

（2）手术进路。进路的选择主要根据肿瘤大小、听力情况、患者年龄及一般状况等决定。手术进路主要有迷路进路或扩大迷路进路、耳囊进路、颅中窝进路、乙状窦后进路以及各种联合进路（迷路-乙状窦后、迷路-小脑幕进路）等。

2. 影像随访观察（wait and MRI）

适用于高龄、肿瘤局限于内听道内、生长不明显且有条件定期接受 MRI 检查者。若观察发现肿瘤有明显增长，则立即改行手术治疗或立体定向放射治疗。

3. 立体定向放射治疗

适用于全身条件不适合行外科手术治疗，且肿瘤小于 2 cm，瘤体持续增大或症状持续加重的非囊性变者。

四、术前健康教育

（1）责任护士应根据患者存在的心理问题，予以针对性的心理疏导，介绍手术治疗的机理、疗效、优点及可能发生并发症的应对措施，让患者有适当的期望值，消除紧张情绪，积极配合手术治疗，达到满意的效果。

（2）术前一天确认手术方式，迷路入路，剃除术侧耳郭周围 4～6 cm 范围内的头发，迷路入路时应腹部备皮（右下腹取脂肪）。清洁耳郭及周围皮肤，术日晨长发患者将头发梳理整齐，暴露手术区域。如乙状窦后径路，前 1 天行全颅备皮，剃光头手术备皮范围包括颈后及肩部。

（3）训练患者在床上大小便，为术后卧床做准备，同时保持大便通畅，必要时给予开塞露，以免术后出现便秘。

（4）术前 8 小时内禁固体饮食，6 小时内禁乳类饮食，2 小时内禁水。

（5）手术晨遵医嘱执行特殊用药，监测生命体征，更换手术衣，排空大小便，再次询问女性患者是否在月经期，等待手术室接患者。

（6）患者进手术室前取下活动性义齿、配饰物品如手表、耳环、戒指、手镯、眼镜（包括隐形眼镜）等，贵重物品交患者家属妥善保管，带上相关影像资料，家属陪同送至手术室并在等待区等候。

五、术后健康教育

1. 转运

术后搬动患者时动作须轻柔平稳，需一人双手托住患者头部，防止头颈部扭曲或震动，头部枕以冷水袋，预防颅内出血。

2. 体位

患者清醒、血压平稳后，床头可抬高 15°～30°，有利于颅内静脉回流，减轻脑水肿，术后 24 小时内禁止头部翻动，24 小时后可缓慢轴式翻身。遵医嘱卧床 3～5 天，如术中同时行听力重建术者，需绝对卧床 3 天，头部制动。卧床期间定期为患者翻身，防止发生褥疮。

3. 活动

患者下床活动后，应尽量避免做低头、弯腰的运动，并注意保持大便通畅，以减少头部压力。

4. 饮食

1～2 小时给予少量饮水，4～6 小时逐步过渡到软食。无吞咽障碍、呛咳者进食易消化、高营养的半流食，不可进食较硬及刺激性食物。

5. 并发症的观察

术后严密监测患者的生命体征、伤口情况、意识、瞳孔、对光反射、肢体活动情况、有无头痛、头晕、恶心、呕吐、面瘫等症状,同时应记录患者的出入量、排尿情况、引流管是否通畅。

(1)如出现以下情况,应警惕有无颅内出血或血肿的征兆,及时报告医生,做好抢救的准备:① 术后剧烈头痛、频繁呕吐、烦躁不安、神志不清、血压增高、呼吸深快、脉搏减弱。② 术后清醒,但不久又进入嗜睡或昏迷状态,呼吸深而慢。③ 患者瞳孔散大,对光反射迟钝或消失。④ 有时伴有肢体偏瘫和失语。

(2)术后患者如发生面瘫或患侧面颊部温痛觉消失,应注意饮食护理,食物不可过热,以防烫伤;因食物易在口腔内残留,故在进食后应做好口腔护理,保持口腔清洁,防止感染。

(3)患者如出现眼睑闭合不全,角膜感觉消失,轻者涂以眼膏,并加眼罩保护;严重者必要时行眼睑缝合术,以防角膜炎及角膜溃疡的发生。

(4)若患者出现咽反射减弱或消失、吞咽困难、咳嗽无力、主动排痰能力减弱,护士应为患者增加拍背次数,协助排痰,防止发生肺炎和呼吸道阻塞,造成呼吸困难。严重者必要时行气管切开术,以缓解呼吸困难。

(5)因颅压高,听神经瘤手术后2天左右,患者可能出现精神异常症状,特别要注意安全,加强观察及护理。颅内压明显增高或脑水肿严重者,每日或隔日配合医生行腰穿检查。

六、健康促进指导

(1)休养环境应安静舒适,注意通风换气,保持室内空气新鲜。

(2)预防呼吸道感染,避免去人多的公共场所。

(3)避免重体力劳动,进行适当的体育锻炼,以利于增强体质。

(4)避免紧张、激动的情绪,有利于疾病康复。

(5)饮食上应选择含维生素丰富、蛋白质高的食物,以增强体质。

(6)保持外耳道的干燥,如游泳、洗澡时污水进入耳内应拭净,及时清除或取出外耳道耵聍和异物。

(7)如出院后出现耳流水、眩晕、面瘫者,及出现脑脊液漏(有清水样物质渗出)和听力下降者,应尽早就医。

(张标新)

第十四节　耳源性颅内并发症患者健康促进教育

一、疾病概述

急、慢性中耳乳突炎极易向邻近或远处扩散,由此引起的各种并发症,称为"耳源性并发症"。耳源性并发症部位分为颅内和颅外两大类,其中最危险的是颅内并发症,常常危及患者生命,是耳鼻咽喉头颈外科的危急重症之一。颅内并发症包括硬脑膜外脓肿、硬脑膜下脓肿、化脓性脑膜炎、脑脓肿和乙状窦血栓性静脉炎等。

二、临床表现

1. 硬脑膜外脓肿、硬脑膜下脓肿

取决于脓肿的大小和发展速度,小脓肿多无特殊的症状和体征;当脓肿较大和发展较快时,可有病侧头痛,多为局限性和持续性剧烈跳痛,体温多不超过 38 ℃。若脓肿大、范围广刺激局部脑膜,引起颅内压增高或压迫局部脑实质,则可出现全头痛。但仍以病侧为主,并出现相应的脑膜刺激征或局灶性神经定位体征;若脓肿位于岩尖,可有岩尖综合征(三叉神经和展神经受累)和轻度面瘫。

2. 耳源性脑膜炎

(1) 全身中毒症状。高热、头痛、喷射状呕吐为主要症状,起病时可有寒战、发热,体温可高达 39～40 ℃,晚期体温调节中枢受累,体温可达 41 ℃。

(2) 颅压增高症。剧烈头痛,部位不定,可为弥散性全头痛,以后枕部为重。喷射状呕吐与饮食无关。小儿可有腹泻、惊厥,可伴精神及神经症状如易激动、全身感觉过敏、烦躁不安、抽搐;重者嗜睡、谵妄、昏迷。发生脑疝时可出现相关的脑神经麻痹,晚期可出现潮式呼吸、大小便失禁。可因脑疝导致呼吸循环衰竭而死亡。

(3) 脑膜刺激征。颈部有抵抗或颈项强直、脚弓反张。

（4）脑脊液改变。压力增高、混浊、细胞数增多，以多形核白细胞为主，蛋白含量增高，糖含量降低，氯化物减少。脑脊液细菌培养呈阳性，致病菌种类与耳内脓液细菌培养相同。

3. 耳源性脑脓肿

（1）初期（起病期）。历时数天、数日后进入潜伏期，有轻度脑膜刺激征。

（2）潜伏期（隐匿期）。历时 10 天至数周，此期症状不定，可有轻度不规则的头痛、乏力、反应迟钝、食欲减退、不规则低热、精神抑郁、少语、嗜睡或易兴奋。

（3）显症期。历时长短不一，脑脓肿扩大期，颅内压随之增高等各种症状。

（4）终末期。患者常突然或逐渐陷入深度昏迷出现呼吸心跳停止而死亡。

4. 乙状窦血栓性静脉炎

（1）全身症状。典型病例出现明显的脓毒血症，表现为寒战后高热、体温高达 40～41 ℃、剧烈头痛、恶心和全身不适，2～3 小时后大汗淋漓、体温骤退、每日可发生 1～2 次形似疟疾；少数患者发热持续在 38～39 ℃、甚至低热或不发热，但普遍存在头痛，如果颅内静脉回流障碍，可有颅内高压症。

（2）局部症状及体征。出现病侧耳痛与剧烈头痛、枕后及颈部疼痛。感染波及乳突导血管、颈内静脉及其周围淋巴时，乳突后方轻度水肿，同时颈部可触及条索状物，压痛明显。

三、治疗原则

1. 硬脑膜外脓肿

一经确诊，应立即行乳突根治术，清除中耳乳突病变组织并排尽脓液，通畅引流。

2. 耳源性脑膜炎

（1）抗感染。足量广谱抗生素控制感染，酌情应用糖皮质激素。

（2）原发灶处理。在全身情况允许的前提下，急诊行乳突切开术，清除病灶、通畅引流。

（3）支持疗法。保持水和电解质平衡，颅内压高时应降颅压，控制液体输入量,必要时用高渗脱水药。

3. 耳源性脑脓肿

(1) 早期应用足量广谱抗生素,采用抗革兰阴性菌及厌氧菌的药物联合静脉滴注,待细菌学检查结果明确后,参照检查结果选用相应的抗生素。

(2) 手术治疗:① 乳突根治术及脓肿穿刺术;② 脓肿处理:穿刺抽脓、切开引流、脓肿摘除。

(3) 支持疗法及水和电解质平衡。患者因频繁的呕吐、长期静脉输入葡萄糖以及脱水疗法等,常可出现水和电解质紊乱。应根据病情及血电解质检查结果,及时补充液体,纠正酸中毒或碱中毒,预防低钾或低钠综合征。

(4) 处理颅内压增高。可用脱水疗法以降低颅内压。

(5) 处理脑疝。出现脑疝或脑疝前期症状时,立即静脉推注 20%甘露醇等脱水剂,气管插管、给氧、人工呼吸,并紧急行脓肿穿刺术,抽出脓液,必要时可先行侧脑室引流以降低颅内压,然后再行脓肿穿刺抽脓。

4. 乙状窦血栓性静脉炎

以手术治疗为主,辅以足量抗生素及支持疗法。

四、术前健康教育

(1) 向患者及其家属解释手术的必要性和安全性,告知患者术后可能出现的不适及应对措施,缓解患者及其家属的紧张、焦虑情绪,提高手术耐受性。

(2) 积极完善术前检查(胸片、心电图、血常规、血生化、凝血象、免疫组合、头颅 CT 或 MRI)。及时评估患者病情及记录。

(3) 术前 8 小时内禁固体饮食,6 小时内禁乳类饮食,2 小时内禁水。

(4) 清洁患耳耳郭及耳周,剃除术耳耳周 4～6 cm(约患者四横指)毛发,长发患者将术侧头发用非金属发夹固定(可选用粘发贴)或编成小辫梳向对侧,以免妨碍消毒和手术操作。

(5) 手术晨遵医嘱执行特殊用药,监测生命体征,更换手术衣,排空大小便,再次询问女性患者是否在月经期,等待手术室接患者。

(6) 患者进手术室前取下活动性义齿、配饰物品如手表、耳环、戒指、手镯、眼镜(包括隐形眼镜)等,贵重物品交患者家属妥善保管,带上相关影像资料,家属陪同送至手术室并在等待区等候。

五、术后健康教育

1. 体位

麻醉未清醒时给予平卧位,头偏向一侧,避免术耳受压;清醒后可予头部抬高,利于引流和呼吸,同时减轻伤口缝合处张力,缓解疼痛。

2. 饮食

若无呕吐,清醒后 2 小时试饮水,4 小时试饮流质,6 小时进软食;术后给予营养丰富的水果、蔬菜、粗纤维素软食,保持大便通畅,避免颅内压增高。

3. 活动

术后避免头部剧烈活动,遵医嘱卧床休息,指导床上活动,防深静脉血栓形成;病情允许可下床活动(下床三部曲:床上静坐 30 秒,床边静坐 30 秒,床边站立 30 秒),无头晕等不适主诉时,在护士或家属陪同下缓慢行走。

4. 切口

术后敷料加压包扎,观察切口敷料有无松脱,如渗血、渗液较多,应更换敷料重新加压包扎。若出血过多,应及时通知医生,遵医嘱使用止血药物,并观察疗效。如敷料被血液浸湿应检查出血原因并予以更换。

5. 颅内并发症

患者早期表现为体温升高、头痛,出现表情淡漠、嗜睡等,观察其面部表情和肢体运动情况,以判断其意识状态。病程中如突然出现剧烈头痛、频繁呕吐,应立即告知医生。

六、健康促进指导

(1) 预防感冒、咳嗽;当发生上呼吸道感染时应积极进行治疗。

(2) 注意保持术耳清洁干燥,观察伤口渗血、渗液情况,应正确指导外耳道药物的滴药方法。

（3）加强营养、增强机体抵抗力。

（4）门诊定期随访。

（武琼华）

第二章　鼻科疾病健康促进教育

第一节　慢性鼻窦炎患者健康促进教育

一、疾病概述

慢性鼻窦炎系单一或多个鼻窦黏膜的慢性化脓性炎症，多因急性鼻窦炎反复发作未彻底治愈迁延所致。各年龄段均可发病，为鼻科常见疾病，前组鼻窦较后组鼻窦的发病率高，其中上颌窦最为常见。

二、临床表现

1. 全身症状

有头昏、头痛、头沉重感、食欲不振、易疲倦、记忆力减退以及失眠等症状。少数患者并无明显症状。

2. 局部症状

流黄脓涕、鼻塞、嗅觉下降或消失。脓涕常可经后鼻孔流至咽喉，患者自觉咽部有痰，并常经咽部抽吸后吐出。

三、治疗原则

对于慢性鼻窦炎患者,根本治疗原则为去除病因,最大限度地改善鼻腔通气,恢复鼻腔功能。目前,临床普遍采用的微创手术方式为功能性内镜鼻窦手术。

四、术前健康教育

(1) 向患者及其家属解释手术的必要性和安全性,告知患者术后可能出现的不适及应对措施,缓解患者及其家属的紧张、焦虑情绪,提高手术耐受性。

(2) 行为训练指导,包括堵鼻吞咽训练、经口呼吸训练及床上排便训练等,使患者提前感知术后出现的相应不适症状,提高患者手术适应力,有效缓解术后躯体化症状。

(3) 疼痛教育,指导患者根据疼痛评估工具准确进行自我疼痛评估。

(4) 清洁鼻腔和口腔,修剪鼻毛,男性需剃胡须。指导正确擤鼻及避免打喷嚏的方法。

(5) 推行加速康复外科(enhanced recovery after surgery, ERAS)在外科病房的实施,根据患者手术预计安排时间,术前8小时内禁固体饮食,6小时内禁乳类饮食,2小时内禁水,即术前2小时可口服清饮料,包括清水、糖水、无渣果汁、碳酸类饮料、清茶及黑咖啡(不含奶),不包括含酒精类饮品。术前一晚保证良好睡眠。

(6) 手术晨遵医嘱执行特殊用药,监测生命体征,更换手术衣,排空大小便,再次询问女性患者是否在月经期,等待手术室接患者。

(7) 患者进手术室前取下活动性义齿、配饰物品如手表、耳环、戒指、手镯、眼镜(包括隐形眼镜)等,贵重物品交给患者家属妥善保管,带上相关影像资料,家属陪同送至手术室并在等待区等候。

五、术后健康教育

1. 体位

麻醉未清醒时给予平卧位,头偏向一侧;麻醉清醒后取半卧位,利于呼吸、鼻腔渗血引流及减轻鼻面部充血、水肿。勿低头,防止鼻腔出血。

2. 饮食

根据 ERAS 的建议,1～2 小时给予少量饮水,4～6 小时逐步过渡到软食。宜进清淡易消化的富含优质蛋白、维生素的食物,促进伤口愈合。

3. 活动

鼓励患者早期下床活动。为预防起床晕厥,遵循下床三部曲:床上静坐 30 秒,床边静坐 30 秒,床边站立 30 秒,若无头晕等不适,在护士或家属协助下逐渐增加活动量。

4. 鼻腔填塞

患者术后常规行一侧或双侧鼻腔填塞 48～72 小时,可有不同程度的头痛、鼻部胀痛、渗血、打喷嚏、口干咽痛、流泪等现象,应给予解释安慰,不可自行抽出填塞物。为减轻不适可采取以下措施:① 酌情采用鼻部冷敷等方法镇痛止血;② 术后鼻腔或口内有少许血性液体流出,告知患者轻轻吐出,勿咽,以免引起胃部不适等;③ 采用舌尖抵上腭、深呼吸、按压人中等方法抑制打喷嚏,严重者可遵医嘱使用抗过敏药物;④ 口干、咽痛等不适可用生理盐水漱口,少食多餐,保持口腔清洁和湿润舒适。

5. 晕厥与安全

抽出填塞物前,评估其饮食及液体摄入量,鼓励患者多饮食;抽出填塞物时,取平卧位或半卧位,纱条抽出后嘱卧床休息 2 小时,防止晕厥。

六、健康促进指导

(1) 术后 1 月内鼻腔可有少量渗血渗液,保持鼻腔清洁,指导正确擤鼻,勿挖鼻;运动和工作时,注意防尘,戴口罩保护鼻腔黏膜。

(2) 出院后遵医嘱用药,按时随访,坚持鼻腔滴药和鼻腔冲洗,定期就诊,在鼻内镜下行窦腔清理。

(3) 结合中医药治疗:慢性鼻窦炎中医上称为鼻渊,与肺、脾的虚损有关,故应温补肺气或健脾益气,通利鼻窍。可给予耳穴埋豆、鼻部穴位贴敷。

(4) 术后短期内不可长时间热水浴。加强锻炼,增强体质,避免剧烈或重体力活动,预防感冒。

(5) 忌烟酒,限辛辣刺激性食物,多食富含维生素的蔬菜、水果等。

(刘雪梅)

第二节　变应性鼻炎患者健康促进教育

一、疾病概述

变应性鼻炎(allergic rhinitis,AR)是指机体接触过敏原后主要由 IgE 介导的鼻黏膜非感染性炎性疾病。

二、临床表现

1. 喷嚏

每日数次阵发性发作,每次超过 3 个,甚至连续数个或十几个。多在晨起、夜晚或接触过敏原后立即发作。

2. 鼻涕

大量清水样鼻涕,有时可不自觉地从鼻孔滴下。

3. 鼻塞

轻重程度不一,季节性变应性鼻炎由于鼻黏膜水肿明显,鼻塞通常较严重。

4. 鼻痒

季节性鼻炎尚有眼痒和结膜充血。

5. 嗅觉减退

由于鼻黏膜水肿引起,但多为暂时性。

三、治疗原则

1. 避免接触过敏原

可给予患者进行过敏原检查,无论是何种过敏原都应尽量避开,不可避免的应尽量减少接触。

2. 药物治疗方法

根据病情需在不同阶段选择不同的治疗方案。

(1)糖皮质激素。具有抗炎抗过敏作用。临床上分全身用药和局部用药两种,局部为鼻喷雾剂,是糖皮质激素的主要给药途径。局部不良反应主要是鼻出血和鼻黏膜萎缩。因此不论全身或局部用药都要掌握好剂量和适应证。

(2)抗组胺药。为 H1 受体拮抗剂,可迅速缓解鼻痒、喷嚏和鼻分泌亢进。传统的抗组胺药如氯苯那敏等,其中不良反应主要是嗜睡与困倦。新型的抗组胺药如阿司咪唑、氯雷他定等,抗 H1 受体的作用明显增强,但临床使用要掌握适应证,权衡利弊,防止心脏并发症的发生。

(3)中药治疗。中医认为过敏性鼻炎为风寒入邪,病邪使肺、脾、肾三俞受损,因而去病因,强肺、脾、肾三俞为治疗本病之本。

(4)其他治疗。改善过敏性体质应用脱敏治疗或免疫治疗,针对改善症状可用手术治疗(如翼管神经切断术)、微波治疗及针灸治疗。

四、疾病教育

1. 避免或减少接触变应原

所有卧具(床垫、被褥、枕头)用不透气外套密封,每 1~2 周用 60 ℃以上热水烫洗;不使用羽绒和蚕丝制作的衣被,不使用毛毯;室内不铺设地毯;毛绒玩具容易成为螨的滋生地,不摆放在床上;不在家中养狗、猫、家禽、鸟类等;定期用杀虫剂杀死蟑螂;室外变应原以花粉多见,应尽量减少各种花粉吸入;室内不养花;室内不堆放容易产生霉变的木材或其他废弃物;腐败的植被中存在较多真菌孢子,故除草时需注意;保持室内空气干燥。

2. 用药教育

由于患者大都存在鼻黏膜持续性炎性反应,虽无症状但鼻黏膜处于高反应性状态,即使非特异性刺激也可引起鼻部症状,因此在鼻部症状控制后也应持续给药。在医生指导下采取全身和局部抗过敏药物治疗是重要手段。其中鼻用糖皮质激素是最有效的药物,药物治疗的目的是控制症状,但无法改变疾病的自然病程。鼻用糖皮质激素局部使用后全身生物利用度较低,故很少发生全身不良反应,局部副作用包括鼻出血、鼻黏膜萎缩等,需针对不良反应的具体情况给出处理意见,如改变错误的喷鼻方法、使用生理盐水冲洗鼻腔、使用金霉素眼膏保护创面、更改或暂停用药等。

3. 心理及运动教育

保持身心愉快,过度生气、忧郁、烦恼等精神刺激都会诱发疾病或加重病情;加强锻炼,增强体质,可采取散步、慢跑、太极拳、气功、体操等。

五、健康促进指导

(1) 注意防寒保暖,随气温变化及时增减衣被,防止受凉感冒。

(2) 生活要有规律性,早睡早起,戒烟戒酒,注意劳逸结合,尽量避免不必要的应酬,不去人群密集的地方,在空调环境的时间不宜过长,电扇不宜直吹。

(3) 房间必须经常打扫和通风,减少室内空气中的悬浮物,不养宠物,要经常洗晒被褥、床单、床垫和衣服等以防止尘螨滋生。

(4) 已知对某一种食物过敏时则应暂停食用,可用其他食品替代,忌食寒凉生冷等刺激性食物,慎食鱼、虾、蟹类等海产食物,鼓励患者多吃新鲜蔬菜、水果,补充维生素,多吃补益肺气的食物以提高机体抵抗力。

(5) 可进行温冷交替浴、足浴、用淡盐水或冷水清洗鼻腔,如每次洗脸时,用手接触少量凉水,用鼻腔轻轻吸入冷水,然后喷出,反复十次,以达到清洗鼻腔的目的。

(6) 可按摩迎香穴(位于鼻翼旁开 0.5 cm 处),两手微握拳,用两手大拇指指关节在鼻梁两侧上下摩擦，每次5~10分钟，每日两次，手法由轻至重。

（7）保持良好的精神状态，要乐观开朗，正确认识病症，坚持配合治疗、复诊，切忌随意用药，以免加重病情。

（刘雪梅）

第三节　鼻中隔偏曲患者健康促进教育

一、疾病概述

鼻中隔偏曲（deviation of nasal septum）是指鼻中隔形态上向一侧或两侧偏曲或局部突起，并引起鼻腔功能障碍或产生症状。偏曲类型包括C形、S形，若为尖锥样突起称骨棘或矩状突，若为由前向后的山嵴样突起称骨嵴，也可为复杂的偏曲类型。按部位可分为软骨部偏曲、骨部偏曲、高位偏曲和低位偏曲。

二、临床表现

1. 鼻塞

鼻塞是最常见的症状，因鼻中隔偏曲程度、类型及部位不同而异。多呈持续性鼻塞，如一侧偏曲为单侧鼻塞，若呈S形偏曲则为双侧鼻塞，若呈双侧鼻腔交替性鼻塞，则提示并发慢性鼻炎。

2. 鼻出血

鼻中隔前端凸面或嵴突表面黏膜菲薄，直接受空气及尘埃刺激，日久黏膜干燥结痂，鼻中隔凹面近鼻底部常为出血之处。

3. 反射性头痛

偏曲突出部位与下鼻甲或中鼻甲接触甚至相抵，可引起同侧反射性头痛，成为鼻部神经痛的原因之一。

4. 邻近结构受累症状

偏曲所致的鼻阻塞影响鼻窦引流时,可诱发鼻窦炎并出现各种症状,如鼻分泌增多、头晕、嗅觉障碍、耳鸣和重听、咽痛等;长期张口呼吸和鼻内分泌物蓄积,易诱发上呼吸道感染。

三、治疗原则

1. 保守治疗

鼻塞、头痛轻,无鼻出血者宜予以保守治疗。

2. 鼻内镜下鼻中隔矫正术

伴有变应性鼻炎,鼻塞、头痛明显,经常出现鼻出血或鼻窦炎症状予手术治疗。

四、术前健康教育

(1) 向患者和家属介绍手术的目的及注意事项,介绍一些成功的病例,增加患者接受手术的信心,配合完成术前相关工作。

(2) 疼痛教育,指导患者根据疼痛评估工具准确进行自我疼痛评估。

(3) 进行行为训练指导,包括堵鼻吞咽训练、经口呼吸训练及床上排便训练等,使患者提前感知术后出现的相应不适症状,提高患者手术适应力,有效缓解术后躯体化症状。

(4) 术前嘱患者不要离开病房,等待医师签署手术同意书。责任护士详细做好鼻内镜手术、麻醉、术前准备知识介绍等。予剪鼻毛,冲洗鼻腔。术前遵医嘱使用抗生素预防感染。指导正确擤鼻及避免打喷嚏的方法。解释用药目的。根据患者手术预计安排时间,术前 8 小时内禁固体饮食,6 小时内禁乳类饮食,2 小时内禁水。协助做好个人卫生处置,更换手术衣,夜间保证充足睡眠。

(5) 手术晨妥善保管贵重物品,取下随身金属物品、首饰及义齿。备齐所需的各类影像资料,确保腕带在位,排空大小便,配合护士测量生命体征及手术室的运送人员转运。

五、术后健康宣教

1. 体位

全麻清醒后采取侧卧或半卧舒适体位为宜,以减轻胀痛、减少出血,利于鼻腔引流鼻腔渗血。

2. 饮食

大力推行 ERAS 在外科病房的实施,1～2 小时给予少量饮水,4～6 小时逐步过渡到软食。指导患者进易消化、高维生素、高蛋白温凉半流质饮食,忌食过烫及辛辣、刺激性食物。

3. 运动

如厕或散步遵循下床三部曲。

4. 心理护理

由于鼻腔填塞压迫局部和刺激神经,部分患者可能出现头痛、溢泪、发热等不适,患者易产生焦虑或恐惧感。护理人员应及时发现问题并给予疏导,增强其治愈疾病的信心,提高依从性。

5. 鼻腔填塞

患者术后常规行一侧或双侧鼻腔填塞 48～72 小时,可有不同程度的头痛、鼻部胀痛、渗血、打喷嚏、口干咽痛、流泪等现象,应给予解释安慰,不可自行抽出填塞物。为减轻不适可采取以下措施:① 酌情行鼻部冷敷等方法镇痛止血;② 术后鼻腔或口内有少许血性液体流出,告知患者轻轻吐出,勿咽,以免引起胃部不适等;③ 采用舌尖抵上腭、深呼吸、按压人中等方法抑制打喷嚏,严重者可遵医嘱使用抗过敏药物;④ 口干、咽痛等不适可用生理盐水漱口,多饮食,保持口腔清洁和湿润舒适。

6. 晕厥与安全

抽出填塞物前,评估其饮食及液体摄入量,鼓励患者多饮食;抽出填塞物时,取平卧位或半卧位,纱条抽出后嘱卧床休息2小时,防止发生晕厥。

六、健康促进指导

（1）告知伤口愈合期间可能会从鼻腔或口腔内掉落出血痂或血块,属正常现象,但要等待其自行掉出,切勿强行撕扯。

（2）遵医嘱用药,不乱用滴鼻剂。按时复诊,以清理术腔痂皮、残余血块和分泌物,并可及时发现有无鼻中隔血肿发生。如出现头痛加剧或鼻腔再次大量出血,及时就诊。

（3）鼻腔干燥结痂时涂抹金霉素软膏,勿挖鼻。

（4）加强锻炼,增强体质,提高机体抵抗力,预防感冒。

（5）1月内避免剧烈或重体力活动。运动和工作时,注意防尘,戴口罩保护鼻腔黏膜。

（6）忌烟酒,限辛辣刺激性食物,多食富含维生素的蔬菜、水果等,避免刺激鼻腔,保持大便通畅。

（刘爱红）

第四节　鼻息肉患者健康促进教育

一、疾病概述

鼻息肉（nasal polyp）是鼻腔和鼻窦黏膜的常见慢性疾病,主要原因为鼻腔变态反应及慢性炎症。以极度水肿的鼻黏膜在中鼻道形成单发和多发鼻息肉为临床特征。多见于成年人,好发于筛窦、上颌窦、中鼻道、中鼻甲及筛泡等处。后鼻孔息肉多来自上颌窦,经上颌窦自然开口面坠入后鼻孔。

二、临床表现

1. 鼻塞

常表现为双侧持续性鼻塞并渐近性加重,以双侧发病多见,单侧者较少,息肉体积增大后可完全阻塞鼻腔通气。鼻塞重者表现为说话呈闭塞性鼻音,睡眠时打鼾;后鼻孔息肉可致经鼻呼气困难。

2. 多涕

鼻腔流黏性或脓性涕,间或为清涕,可伴喷嚏。

3. 嗅觉障碍

由息肉阻塞及嗅区黏膜慢性炎症所致。

4. 听力下降

当鼻息肉坠入后鼻孔阻塞咽鼓管口时,可引起耳鸣和听力减退。

5. 头痛

系鼻窦受累之故。

三、治疗原则

鼻息肉的治疗原则是采用药物治疗与手术切除相结合的综合治疗。

1. 药物治疗

主要是激素治疗,适用于初发较小息肉和鼻息肉围术期的治疗。包括局部鼻喷和口服糖皮质激素。

2. 手术治疗

多发和复发性鼻息肉需接受经鼻内镜手术治疗。手术是针对症状的治疗,并非病因治疗,术后的定期内镜随访和综合治疗是鼻息肉治疗成功的关键。

四、术前健康教育

（1）向患者及其家属解释手术的必要性和安全性，告知患者术后可能出现的不适及应对措施，缓解患者及其家属的紧张、焦虑情绪，提高手术耐受性。

（2）行为训练指导，包括堵鼻吞咽训练、经口呼吸训练及床上排便训练等，使患者提前感知术后出现的相应不适症状，提高患者手术适应力，有效缓解术后躯体化症状。

（3）疼痛教育，指导患者根据疼痛评估工具准确进行自我疼痛评估。

（4）清洁鼻腔和口腔，修剪鼻毛，男性需剃胡须。指导患者正确擤鼻及避免打喷嚏的方法。

（5）推行 ERAS 在外科病房的实施，根据患者手术预计安排时间，术前 8 小时内禁固体饮食，6 小时内禁乳类饮食，2 小时内禁水，即术前 2 小时可口服清饮料，包括清水、糖水、无渣果汁、碳酸类饮料、清茶及黑咖啡（不含奶），不包括含酒精类饮品。术前 1 日晚保证良好睡眠。

（6）手术晨遵医嘱执行特殊用药，监测生命体征，更换手术衣，排空大小便，再次询问女性患者是否在月经期，等待手术室接患者。

（7）患者进手术室前取下活动性义齿、配饰物品如手表、耳环、戒指、手镯、眼镜（包括隐形眼镜）等，贵重物品交家属妥善保管，带上相关影像资料，家属陪同送至手术室并在等待区等候。

五、术后健康教育

1. 体位

麻醉清醒后取半卧位，以利于呼吸、鼻腔渗血引流及减轻鼻面部充血、水肿。勿低头，防止鼻腔出血。

2. 饮食

进食温凉流质饮食，防止因过热饮食导致出血，避免辛辣刺激性食物，鼓励患者多饮水。根据 ERAS 的建议，1～2 小时给予少量饮水，4～6 小时逐步过渡到软食。

3. 运动

如厕或散步应遵循下床三部曲。

4. 出血

术后鼻腔或口内有少许血性液体流出,告知患者轻轻吐出,勿咽,以免引起胃部不适等。

5. 疼痛

术后鼻腔常填塞止血棉,两天后抽出填塞物,可能有不同程度的头昏、胀痛、流泪等,应给予解释安慰,不可自行拽出填塞物。酌情行冷、冰敷鼻部等方法止痛。

六、健康促进指导

（1）告知伤口愈合期间可能会从鼻腔或口腔内掉落出血痂或血块,属正常现象,但要等待其自行掉出,切勿强行撕扯。

（2）术后的定期内镜随访和综合治疗是鼻息肉治疗成功的关键。手术后定期复诊,定期了解术腔情况,必要时应进行术腔清理,以保证手术效果。复诊时间至少持续半年,同时还应该坚持局部用药,从而减降低复发率。

（3）指导正确擤鼻,勿挖鼻。鼻腔干燥结痂时涂抹金霉素软膏,纠正不良卫生习惯。

（4）遵医嘱用药,不乱用滴鼻剂。如出现头痛加剧或鼻腔大量出血及时就诊。

（5）忌烟酒,限辛辣刺激性食物,多食富含维生素的蔬菜、水果等,避免刺激鼻腔。

（段志萍）

第五节　鼻疖患者健康促进教育

一、疾病概述

鼻疖是指鼻前庭、鼻尖、鼻翼的毛囊、皮脂腺或汗腺的局限性急性化脓性炎症，以鼻前庭最为常见。金黄色葡萄球菌为主要的致病菌。一周左右疖肿自行破溃而愈。偶有发生严重并发症甚至危及生命。多因挖鼻孔、拔鼻毛使鼻前庭皮肤损伤所致。机体抵抗力低时（如糖尿病者）易患本病。

二、临床表现

（1）皮肤与软骨膜直接相连，发生疖肿时，疼痛剧烈。可伴颌下或颏下淋巴结肿大，有压痛，有时伴低热和全身不适。

（2）炎症向周围扩散，引起上唇和面颊部蜂窝织炎，炎症向深层扩散，可致鼻翼或鼻尖部软骨膜炎。向上方扩散，易和并海绵窦感染，出现寒战、高热、头剧痛、患侧眼睑及结膜水肿、眼球突出及固定等海绵窦栓塞的症状。

三、治疗原则

控制感染，严禁挤压，预防并发症。

（1）未成熟者，可用1%氯化氨基汞软膏、10%鱼石脂软膏或各种抗生素软膏涂抹，并配合做理疗等。同时全身使用抗生素。

（2）已成熟者，可待其穿破或在无菌操作下用小探针蘸少许苯酚（石炭酸）或15%硝酸银腐蚀脓头，促其破溃排脓，亦可以尖刀挑破脓头后用小镊子钳出脓栓，也可用小吸引器头吸出脓液；切开时务必不要切及周围浸润部分，切忌挤压。

（3）疖溃破后，局部清洁消毒，促进引流；破口涂以抗生素软膏，既可保护伤口不致结痂，也可达消炎、促进愈合的目的。

（4）合并海绵窦感染者，必须给予足量抗生素，及时请眼科和神经外科医师会诊,协助治疗。

四、疾病健康教育

1. 症状教育

监测患者体温及生命体征变化,加强病情观察。体温高者可通过物理降温或遵医嘱使用药物降温,降温后 30 分钟复测体温。

2. 饮食教育

进食高热量、高蛋白、高维生素、易消化流质或半流质食物,多饮水。

3. 用药教育

(1) 患鼻疖时,如果没有全身症状,一般只需局部用药、理疗;合并有全身症状时应在医师的指导下全身加用抗生素。严重者按医嘱用药,给予足量抗生素,剧痛者适当用镇痛药物。

(2) 局部用药时,不宜用于破损皮肤,避免接触眼睛和其他部位黏膜(如口腔)等。

(3) 鱼石脂软膏、莫匹罗星软膏连续使用一般不得超过 7 天,碘酊连续使用不超过 4 天,长期大量涂抹碘酊可引起皮肤"碘烧伤"导致脱皮。

(4) 糖尿病患者一旦出现鼻疖需及时治疗,并注意控制血糖。

五、健康促进指导

(1) 积极治疗鼻腔或全身原发性疾病。

(2) 患本病时应避免撞击患部,切忌挤压;未成熟者忌行切开,否则将使感染扩散,导致上唇及面颊部蜂窝织炎、海绵窦血栓性静脉炎。如有高热、头疼、患侧眼睑及结膜水肿有可能合并海绵窦感染,应立即就诊。

(3) 鼻子上长粉刺和痤疮时,不要搔抓,避免外界各种刺激(如热水烫洗、肥皂擦洗)并避免接触易过敏物质。

(4) 戒除挖鼻、拔鼻毛的不良习惯,积极治疗各种鼻部疾病,保持鼻部清洁。

(5) 保持皮肤清洁及手卫生,特别是夏季,勤换衣裤,勤洗澡、洗头、理发。

（6）老年人及糖尿病患者尤要注意，保持局部皮肤完整，避免锐器刺伤皮肤。

（7）加强锻炼，提高机体免疫力。

（8）养成良好的生活习惯，劳逸结合，保持乐观开朗的心态。

（9）进食营养丰富、高维生素、易消化食物，多饮水，防止便秘。

（胡丽萍）

第六节　鼻出血患者健康促进教育

一、疾病概述

鼻出血又称鼻衄，是临床常见症状之一，可因生理、外伤和疾病引起鼻腔毛细血管破裂而出血。可由鼻部疾病引起，也可由全身疾病所致。

二、临床表现

1. 前鼻孔出血

多为单侧，轻者仅为涕中带血，自行停止；重者反复间断性出血，难以自行停止。鼻镜检查能发现出血点，多数发生于鼻中隔前下部位，有扩张的血管形成血管丛，为鼻中隔易出血区，称利特尔区（Little 区）或克氏脉丛。儿童、青少年此出血部位多见。

2. 后鼻孔出血

可出现双侧鼻出血，出血量多，反复鼻出血可导致贫血，甚至引起失血性休克。中老年人易合并动脉硬化、高血压等，出血多发生在鼻腔后段鼻-鼻咽静脉丛，一旦出血需积极到医院诊治。

三、治疗原则

1. 一般治疗

（1）对于局部出血者,寻找出血点进行填压止血。前鼻孔出血用凡士林油纱条、高膨胀止血海绵或可吸收性明胶海绵等填塞;后鼻孔出血可用后鼻孔栓塞球或气囊、水囊进行鼻咽部填压,以达到止血目的。

（2）对于反复出血者,配合使用止血剂及镇静剂等尤为重要。

（3）对于有贫血或休克症状者,应积极对症治疗。

2. 手术治疗

鼻内镜下止血是临床最常用和有效的止血方法。能够准确判定出血的部位,避免盲目鼻腔填塞。通过鼻内镜寻找出血部位,采用双极电凝或射频方法,使局部黏膜因高温结痂封闭血管达到止血的目的。急诊手术者按以下相关内容立即启动健康教育,慢诊手术者按以下程序实施。

四、术前健康教育

（1）向患者及其家属介绍鼻内镜下止血的目的及方法,术后鼻腔可能填塞的不适等。安慰患者及其家属,消除恐惧,增加患者接受手术的信心,取得配合。

（2）建立静脉通路。情况较好者可取坐位或半卧位。嘱尽量勿将血液咽下,以免刺激胃部引起呕吐。教会患者正确擤鼻及打喷嚏的方法。

（3）推行 ERAS 在外科病房的实施,根据患者手术预计安排时间,术前 8 小时内禁固体饮食,6 小时内禁乳类饮食,2 小时内禁水,即术前 2 小时可口服清饮料,包括清水、糖水、无渣果汁、碳酸类饮料、清茶及黑咖啡(不含奶),不包括含酒精类饮品。术前 1 日晚保证良好睡眠。

（4）手术晨取下随身金属物品、首饰及义齿,妥善保管贵重物品。备齐所需的影像资料,确保腕带在位,排空大小便,配合护士测量生命体征及手术室的运送人员转运。

五、术后健康教育

1. 体位

术后半卧位或侧卧位,以舒适体位为宜。避免做过度低头动作。

2. 饮食

进食温凉流质或半流质,减少咀嚼,少食多餐。选择利于通便,富含优质蛋白、维生素、纤维素、铁、易消化的食物为宜。注意保持口腔清洁,餐前、餐后漱口,多饮水,预防口腔感染。

3. 运动

床上活动四肢,情况许可时适当起床散步。如厕时缓慢起坐,谨防头晕跌倒。

4. 鼻腔填塞

患者术后常规行一侧或双侧鼻腔填塞 48～72 小时,可有不同程度的头痛、鼻部胀痛、打喷嚏、口干咽痛、流泪等现象,应给予解释安慰,不可自行抽出填塞物。为减轻不适可采取以下措施:① 酌情行鼻部冷敷等方法镇痛止血;② 采用舌尖抵上腭、深呼吸、按压人中等方法抑制打喷嚏,严重者可遵医嘱使用抗过敏药物;③ 口干、咽痛等不适可用生理盐水漱口,多饮食,保持口腔清洁和湿润舒适;④ 鼻腔填塞的油纱条一般在 48～72 小时抽取,碘仿纱条可填塞 5～7 天,告知患者切忌自行拔出填塞物。

5. 病情观察

严密监测生命体征,有高血压病史的患者要做好血压的监测;观察患者面色、精神状态,贫血的患者要卧床休息,防止跌伤;观察鼻腔有无活动性出血,如填塞后鼻腔有少许渗血,量逐渐减少,颜色变淡,表示无继续出血;如鼻腔流出的鲜血增多,或口中吐出较多鲜血,表示鼻腔仍有出血,或出血位于鼻后孔,应行后鼻孔填塞。

6. 心理护理

患者鼻腔突然出血或反复出血,会导致情绪紧张和恐惧,应及时安慰患者,向其讲解不良情绪会导致血压升高,诱发或加重鼻腔出血,使患者及其家属了解治疗过程,缓解紧张情绪,积极配合治疗和护理。

六、健康促进指导

（1）避免挖鼻。近期勿泡热水澡或洗桑拿,避免用力排便、咳嗽和打喷嚏诱发再次出血。

（2）保持鼻腔湿润,出现黏膜干燥溃烂时用金霉素软膏涂抹。

（3）演示自行止血方法,用手食指中指第二关节紧捏两侧鼻翼 15~30 分钟,头向后仰,用湿毛巾冷敷后颈部及鼻额部,及时吐出口中分泌物。鼻腔反复出血或出血量增多,应及时到医院就诊。

（4）保持良好的心态,劳逸结合,避免剧烈运动。

（5）禁忌辛辣刺激性食物,远离烟酒。避免偏食,鼓励多食新鲜水果、蔬菜、蛋、奶等富含维生素且易消化吸收的食物。

（6）出院后积极治疗原发疾病,如有高血压,需按时服药,监测血压变化。

（程海燕）

第七节　鼻骨骨折患者健康促进教育

一、疾病概述

鼻骨骨折（fracture of nasal bone）是最常见的鼻部外伤疾病。多由直接暴力引起,骨折可局限于鼻骨,也可累及鼻、眼眶和口腔,更严重者则与颅脑外伤同时存在。

儿童鼻骨骨折由于其外鼻或鼻骨细小,且常伴有血肿淤斑和肿胀,诊断较成人困难。且其鼻骨支架大部分由软骨构成,仅部分骨化,外伤多造成不完全骨折或青枝骨折,可不伴有移位。

二、临床表现

1. 局部症状

局部触痛、肿胀、淤血，鼻腔出血，鼻梁歪斜，鼻背塌陷、畸形（鼻梁变宽、鞍鼻），触之有骨擦音，严重者有鼻中隔血肿等。

2. 全身症状

头痛、流泪为常见症状，如果合并严重并发症如颅脑外伤则可能有恶心、呕吐；发生脑脊液鼻漏时将出现流清水样涕，需及时处理。

三、治疗原则

刚发生的闭合性鼻骨骨折伴有明显畸形，如果鼻梁及外鼻还没有明显肿胀，在充分检查和评估后，可即刻复位。对于鼻部已明显肿胀者，应待肿胀消退后复位。一般不宜超过 2 周，以防因骨痂形成，增加整复难度。

1. 保守治疗

对于无移位的单纯性骨折，鼻腔外形、鼻通气不受影响者不需特殊处理，但避免再受压或碰撞，待其自然愈合。

2. 手术治疗

适用于有移位的骨折且肿胀消退的患者。

（1）闭合式复位。是临床常用首选方法，通过对鼻腔的检查来确定鼻骨骨折的位置、方向等情况，对鼻腔进行表面麻醉，用鼻骨复位钳对骨折的鼻骨进行复位。

（2）开放式复位法。鼻骨已粉碎、已不能通过闭合来复位及闭合式复位达不到理想效果的需采用开放式复位，在复位时间上没有限制。

四、术前健康教育

（1）向患者介绍手术名称及过程、麻醉方式及术后的不适、治疗和护理要点，使患者有充分的心理准备,消除紧张情绪,积极配合治疗和护理。

(2) 行为训练指导。包括堵鼻吞咽训练、经口呼吸训练及床上排便训练等,使患者提前感知术后出现的相应不适症状,提高患者手术适应力,有效缓解术后躯体化症状。

(3) 疼痛教育。指导患者根据疼痛评估工具准确进行自我疼痛评估。

(4) 术前晚宜清淡饮食,禁食辛辣刺激食物,根据患者手术预计安排时间,术前8小时内禁固体饮食,6小时内禁乳类饮食,2小时内禁水,即术前2小时可口服清饮料。修剪鼻毛,清洁鼻腔,男性患者需刮胡须。

(5) 手术晨取下随身金属物品、首饰及义齿,妥善保管贵重物品。备齐所需的影像资料,确保腕带在位,排空大小便,配合护士测量生命体征及手术室的运送人员转运。

五、术后健康教育

1. 体位

清醒后予半卧位,头部抬高≥30°,有利于鼻腔分泌物流出。

2. 饮食

术后回病房后,评估麻醉患者是否清醒。麻醉清醒者,若无恶心、呕吐、呛咳等不适,推行ERAS在外科病房的实施,1~2小时给予少量饮水,逐步过渡,4小时进食半流质饮食。避免刺激性及硬、过热食物。

3. 鼻部护理

术后膨胀海绵填压2天后拆除。少许渗血不需处理,轻轻擦拭即可。口腔内血性分泌物轻轻吐出,避免下咽刺激胃部,引起恶心、呕吐。指导患者抑制打喷嚏的方法,以免引起出血。疼痛给患者身心带来较大影响,在解释安慰的同时,提供疼痛尺给患者,鼓励其说出疼痛程度,并积极给予止痛处理。呼吸方式改变及鼻腔堵塞不适时,可抬高床头经口呼吸。

六、健康促进指导

(1) 暂时有鼻腔不通气症状,勿用力擤鼻、挖鼻,按医嘱继续用药,不乱用滴鼻剂。

（2）适当活动，3个月内避免重体力劳动或体育运动，鼻部不能受压（注意眼镜的压力）、不能碰撞。洗脸时动作轻柔，勿触压鼻部，选择宽松开口上衣，避免穿脱套头衫碰撞鼻部，术后暂不宜久戴眼镜。

（3）选择含丰富维生素、蛋白质的易咀嚼食物。避免辛辣刺激性食物。

（4）按出院医嘱要求复诊，期间如出现出血、发热，鼻腔疼痛红肿、有清水样渗液流出等情况及时就诊。鼻面部畸形明显的患者，可行下一步整形美容治疗。

（任艳丽）

第八节　鼻腔异物患者健康促进教育

一、疾病概述

鼻腔异物是指鼻腔外来的物质经鼻孔或外伤穿破鼻腔隔壁进入鼻腔，多发生于儿童好奇将玩具零件或食物塞入鼻孔而进入鼻腔。异物主要包括三种类型：① 非生物类，如包糖纸、塑料玩具、纽扣、项链珠、玻璃珠、小石头等。② 植物类，如豆类、花生、瓜子、果核等。③ 动物类，如昆虫、蛔虫、蛆虫、水蛭等。

二、临床表现

视异物大小、形状、类型、性质而异，主要症状为患侧鼻塞。偶有幼儿继发感染出现异味而就诊才被发现。继发感染或并发鼻窦炎者，可有流脓涕、头痛、头晕等症状。有时因慢性鼻出血，可引起贫血症状，如面色苍白、周身乏力、易疲劳、多汗等。少数病例以异物为核心形成鼻石。

三、治疗原则

发现鼻腔异物应立即到医院治疗，切勿在家自行处理。对易夹取的异物，使用器具夹取,对不易夹取的异物必要时采取麻醉行手术取出。

四、术前健康教育

(1)减少刺激。接诊后嘱患者保持安静,避免哭闹,勿自行反复挖取,以防将异物推入鼻腔深部甚至坠入喉内或气管中,导致发生窒息的危险。急诊手术者立即禁食禁水,完善相关检查后手术;慢诊手术者按以下程序实施。

(2)嘱患者勿离开病房,等待麻醉医生及手术医生签署知情同意书。责任护士指导患者术前准备事项。根据患者手术预计安排时间,术前8小时内禁固体饮食,6小时内禁乳类饮食,2小时内禁水,提供健康教育资料,让患者及其家属放松心情。

(3)心理护理。介绍手术名称及简单过程、麻醉方式及治疗和护理的要点,使患者家属有充分的心理准备,解除顾虑,消除紧张情绪,积极配合治疗和护理。

五、术后健康教育

1. 体位

麻醉未清醒时给予平卧位,头偏向一侧;麻醉清醒后取半卧位。

2. 饮食

麻醉清醒后,若无恶心、呕吐、呛咳等不适,1～2小时给予少量饮水,逐步过渡到软食。以易消化且富含高蛋白、高维生素的食物为宜,避免进食辛辣刺激、坚硬食物。

3. 疼痛与不适

如有鼻腔填塞,术后2～3天抽除填塞物,解释引起疼痛与不适的原因,指导患者自我评估疼痛程度,指导患者在鼻部、前额冷敷湿巾方法以缓解疼痛。

六、健康促进指导

(1)安全宣教。在社区、幼儿园公益广告栏,应开展公共卫生宣教,加强对家长、老师及年长儿童的安全教育。

（2）儿童周围环境。避免放置细小玩具或花生、瓜子等零食。

（3）应急处理。一旦发生，立即到医院治疗，切勿在家自行处理。以防将异物推入鼻腔深部甚至坠入喉内或气管中，导致发生窒息的危险。

（4）异物取出后注意鼻腔清洁卫生，预防受损的鼻腔黏膜感染。

（查大慧）

第九节　慢性泪囊炎患者健康促进教育

一、疾病概述

慢性泪囊炎是一种常见的眼病，在鼻泪管下端阻塞、泪囊内有分泌物滞留的基础上发生，常见致病菌为肺炎球菌、链球菌、葡萄球菌等，以女性患者较为常见。发生堵塞原因具体不明，可能与泪道外伤、鼻中隔偏曲、下鼻甲肥大等有关。

二、临床表现

溢泪是慢性泪囊炎的主要症状，可有结膜充血，内眦部位的皮肤浸渍、糜烂、粗糙肥厚及湿疹。泪囊区囊样隆起，用手指压迫或冲洗泪道，有大量黏液脓性分泌物自泪小点反流。由于分泌物大量潴留，泪囊扩张，可形成泪囊黏液囊肿。

三、治疗原则

可采用药物治疗与手术治疗。药物治疗效果不佳时采用手术治疗，以促进泪液引流通路的恢复或重建。

1. 药物治疗

可局部使用抗生素眼药液或泪道冲洗后注入抗生素。这种治疗方法只能暂时减轻症状。

2. 手术治疗

手术治疗是主要治疗手段,目前最常采用的是鼻腔泪囊吻合术,以及最近几年开展的鼻内镜下鼻腔泪囊造口术或鼻泪管支架置入术;对于无法进行上述手术的患者,可选择泪囊摘除术,以祛除病灶,但溢泪症状仍然存在。

四、术前健康教育

（1）介绍手术名称及简单过程、麻醉方式及治疗和护理的要点,使患者家属有充分的心理准备,解除顾虑,消除紧张情绪,积极配合治疗和护理。

（2）术眼均行碘化油造影检查,以便了解鼻泪管阻塞的部位、泪囊大小。

（3）行为训练指导,包括堵鼻吞咽训练、经口呼吸训练及床上排便训练等,使患者提前感知术后出现的相应不适症状,提高患者手术适应力,有效缓解术后躯体化症状。

（4）疼痛教育。指导患者使用疼痛评估工具准确进行自我疼痛评估。

（5）嘱咐患者不要离开病房,等待手术医生和麻醉师签署知情同意书。责任护士对患者交代术前的自我准备,告知其需剪鼻毛,男性患者要剃胡须。

（6）根据患者手术预计安排时间,全麻者术前8小时内禁固体饮食,6小时内禁乳类饮食,2小时内禁水。

（7）手术晨遵医嘱执行特殊用药,监测生命体征,更换手术衣,排空大小便,再次询问女性患者是否在月经期,等待手术室接患者。

（8）患者进手术室前取下活动性义齿、配饰物品如手表、耳环、戒指、手镯、眼镜（包括隐形眼镜）等,贵重物品交患者家属妥善保管,带上相关影像资料,家属陪同送至手术室并在等待区等候。

五、术后健康教育

1. 体位

采取舒适半卧位,减轻鼻部肿胀,利于引流。

2. 饮食

推行 ERAS 在外科病房的实施,全麻患者观察有无恶心、呕吐、呛咳等不适,4～6小时逐步过渡至半流质或软食,局麻者无不适则可按需饮食,以清淡、营养丰富、易消化的软食为主。忌辛辣刺激性食物。

3. 运动

全麻患者 6 小时后无不适可下床轻轻运动。

4. 疼痛与不适

向患者解释术后鼻腔填塞纱条 48～72 小时抽除。有轻度肿胀不适及术后鼻腔少量渗血、局部淤青为正常现象,会逐渐消退。疼痛明显时局部冷敷或遵医嘱用药。避免打喷嚏,可指导患者做深呼吸、用舌尖抵住上腭来抑制。

5. 泪道冲洗

鼻腔填塞物抽出后行泪道冲洗,将冲洗液缓慢注入泪道,同时观察冲洗液是否自泪小点反流,并询问患者口鼻有无液体流入。冲洗过程中注意观察患者的面色及神志,以免因疼痛或精神过度紧张发生晕厥等意外情况。

六、健康促进指导

(1) 向患者讲解复诊在整个诊疗过程中的重要性,每周定时到门诊行鼻腔检查和泪道冲洗。

(2) 勿用手挖鼻及用力擤鼻,指导患者正确使用滴眼液及滴鼻液的方法,以利于预防感染和鼻腔引流。

(3) 注意观察患眼有无溢泪、溢脓等现象,有异常及时就诊。

(4) 避开污染环境,做好手卫生,用眼卫生,勿用手揉眼,防止交叉感染。

(5) 嘱患者注意休息,预防感冒,加强营养,禁烟酒及辛辣刺激食物。

(郑婷婷)

第十节 垂体腺瘤患者健康促进教育

一、疾病概述

脑垂体位于颅中窝的垂体窝内、蝶骨体的蝶鞍内。其前叶（腺垂体）可以分泌生长激素、催乳素、促甲状腺激素、促肾上腺皮质激素、促黄体激素、促卵泡激素。后叶（神经垂体）可以分泌抗利尿激素、催产素。

垂体腺瘤（pituitary adenoma）是一种良性肿瘤，脑垂体周围有重要的血管与神经，又是人体重要的内分泌器官，垂体腺瘤虽为良性肿瘤，但随着时间的推移将逐渐增长，会给机体带来较多危害，其主要表现为局部压迫症状和内分泌异常症状。

二、临床表现

1. 局部压迫症状

（1）视力减退、视野障碍和眼底改变。肿瘤向前、向上生长侵犯突破鞍隔后，可直接压迫视神经、视交叉和视束，严重者可致双目失明。

（2）头痛。大多数患者诉头痛，多因肿瘤生长牵压鞍隔和硬脑膜所致。头痛部位多在前额部、双颞部及眶部，一般头痛不重，以隐痛或胀痛伴阵发性剧痛为特征。

（3）脑神经受损症状。肿瘤向鞍旁生长则可压迫和侵入海绵窦导致眼球运动障碍和突眼。当第Ⅲ、Ⅳ及Ⅵ对脑神经受损时，可产生相应临床症状。当肿瘤向蝶鞍外生长侵及麦氏囊使第Ⅴ对脑神经受累时，可引起继发性三叉神经痛或面部麻木等功能障碍。

（4）蝶窦症状。由于蝶窦底部骨壁较薄，肿瘤生长较快时容易向下发展，首先侵入蝶窦，患者出现头痛、鼻塞，甚至脑脊液鼻漏等。

（5）垂体卒中。当垂体血液循环障碍引起肿瘤的梗死或出血时，患者可因垂体功能丧失，促肾上腺皮质激素急剧下降，造成肾上腺皮质功能衰竭，引起低血压和水电解质平衡紊乱。此时患者可出现突然剧烈头痛,伴视力急剧下降或失明、动眼神经麻痹,进而意识障碍,严重者可迅速死亡。

(6) 其他症状。肿瘤向上压迫下丘脑则可出现多饮多尿、食欲异常。

2. 内分泌异常症状

(1) 激素缺乏的内分泌症状。正常的垂体组织受肿瘤的挤压、破坏,可出现诸多激素缺乏的症状。女性患者闭经,男性患者胡须减少;促甲状腺激素分泌减少,则出现甲状腺机能减退,如声音低沉、黏液性水肿等;促肾上腺皮质激素分泌减少,则出现全身倦怠无力、食欲下降,同时伴有低血压、低血糖等。

(2) 肿瘤分泌激素的内分泌症状:

① 生长激素细胞腺瘤。若发生在青少年则形成巨人症,成年人则出现肢端肥大症,女性患者则出现月经紊乱或闭经。

② 催乳素瘤。女性主要表现为溢乳、闭经不育。

③ 促肾上腺皮质激素细胞腺瘤。主要表现为向心性肥胖、满月脸、水牛背、皮肤菲薄、腹部臀部及大腿部皮肤有紫纹、多毛等。

④ 促甲状腺激素细胞腺瘤。垂体分泌促甲状腺激素的细胞发生腺瘤或增生改变时,可导致促甲状腺激素大量分泌,引起甲状腺功能亢进。

三、治疗原则

垂体腺瘤的治疗原则是根据患者具体情况而定。有手术治疗、放射治疗、药物治疗三种方法。

1. 手术治疗(经蝶窦垂体腺瘤切除)

对于肿瘤较大,尤其是突破鞍隔,伴有视野视力障碍者首选手术治疗。过去常由神经外科医师进行开颅手术。此术式入路操作比较复杂,如操作不当可能出现不同类型的并发症。近十多年来鼻内镜手术用于切除垂体瘤被公认为是充分切除垂体瘤的有效微创手术。

2. 放射治疗

对于手术不能完全切除肿瘤或因年老体弱以及手术后复发、肿瘤不大暂不宜手术者,均可予放射治疗。放疗可缓解症状,控制肿瘤发展进程。

3. 药物治疗

药物治疗可作为手术前的准备治疗,亦可作为手术后或放射治疗后的辅助治疗,有溴隐亭、奥曲肽、赛庚啶等。

四、术前健康教育

（1）常规教育。入院后指导患者协助完成各项辅助检查,排除手术禁忌证。不随意用自备药,特殊需要时告知医护人员。戒除不良生活习惯,多食优质蛋白、富含维生素饮食,预防感冒、腹泻。术前 2～3 日指导患者用洗鼻器反复冲洗双侧鼻腔,以免术后颅内感染。

（2）并发症的相关教育。对于头痛、视力障碍、甲减黏液性水肿、全身倦怠无力、食欲下降或伴有低血压、低血糖的患者,做好皮肤卫生,预防跌倒,正确口服用药等教育。合并糖尿病患者,做好糖尿病饮食教育,调整饮食结构。

（3）行为训练指导,包括堵鼻吞咽训练、经口呼吸训练及床上排便训练等,使患者提前感知术后出现的相应不适症状,提高患者手术适应能力,有效缓解术后躯体化症状。

（4）疼痛教育,指导患者根据疼痛评估工具,准确进行自我疼痛评估。

（5）清洁鼻腔和口腔,修剪鼻毛,男性需剃胡须。指导正确擤鼻及避免打喷嚏的方法。

（6）嘱患者不要离开病房,等待麻醉医生及手术医生签署知情同意书。术前晚宜清淡饮食,禁食辛辣刺激食物。根据患者手术预计安排时间,术前 8 小时内禁固体饮食,6 小时内禁乳类饮食,2 小时内禁水。即术前 2 小时可口服清饮料,如 400 mL 麦芽糊精果糖饮品或饮 5% 葡萄糖 250 mL。合并糖尿病患者根据医嘱和血糖结果合理选择饮食。

（7）向患者和家属介绍手术的目的、方法,术后治疗和护理的要点及注意事项。介绍一些成功的病例,以缓解紧张的心理,增加患者接受手术的信心。

（8）患者取下随身金属物品、首饰及义齿,妥善保管贵重物品。备齐所需的影像资料,确保腕带在位,排空大小便,配合护士测量生命体征及手术室的运送人员转运。

五、术后健康教育

1. 体位

应采取半卧位,预防术腔渗液或并发脑脊液漏者出现逆流造成颅内感染,口内血性分泌物增多时及时吐出,头偏向一侧可以减少渗出物咽下而刺激胃黏膜,也便于渗血的清理。

2. 饮食

麻醉清醒者,如无恶心、呕吐、呛咳等不适,根据 ERAS 的建议,1~2 小时给予少量饮水,4~6 小时逐步过渡到软食。进食易消化,高蛋白,富含维生素、纤维素,易咀嚼的食物,避免增加颌骨与鼻部活动引起出血。及时注意电解质检验结果,指导调整饮食结构,食用橙汁、紫菜汤等预防低钾低钠。

3. 休息与活动

术后卧床 3~5 天,鼓励床上活动(如踝泵运动)以预防下肢深静脉血栓。按摩腹部预防便秘,保持大便通畅。避免用力咳嗽和擤鼻,勿捏鼻鼓腮,以免颅内压增加造成脑脊液鼻漏。下床时遵循起床三部曲,无头晕等不适主诉可在家属陪同下行走。如有脑脊液鼻漏,暂不宜下床活动。

4. 疼痛与不适

为止血和预防颅内感染,需加压填塞碘仿敷料 7 天,不能自行拽出,有碘仿异味不用紧张。术腔加压填塞使前额及鼻腔胀痛、流泪、张口呼吸等诸多不适,给前额、鼻部冷敷以减轻头痛;提供疼痛量表给患者评估,根据疼痛程度,积极给予止痛处理;口角含无菌生理盐水纱布以缓解口干不适;用生理盐水漱口以缓解口腔异味。

5. 病情观察

密切观察生命体征、瞳孔、神志、言语及肢体活动等变化。术后应保持患者的血压稳定。

6. 尿崩症

尿崩症是垂体瘤切除术后最常见的并发症。术后准确记录尿量、尿液颜色,尤其术后6小时、12小时、24小时尿量是关键。尿量突然增多,如1小时尿量>200 mL要重视,连续2小时尿量>200 mL或1小时尿量>400 mL时要及时汇报医生,注意检测电解质变化。对于顽固性尿崩症患者,予抗利尿剂(如双氢克尿噻等)治疗后,严格记录24小时尿量,以防用药后患者出现少尿或无尿,导致肾功能损害。

7. 脑脊液鼻漏

注意观察鼻腔有无清亮液体流出。治疗期间嘱患者绝对卧床,头部抬高15°~30°。每日进行鼻腔局部清洁护理,严禁堵塞鼻腔。遵医嘱合理应用足量、有效的抗生素,以防止颅内感染发生。

六、健康促进指导

(1)忌烟酒,限辛辣刺激性食物,多食富含维生素的蔬菜、水果等,3个月内注意预防感冒、避免刺激鼻腔,保持鼻腔的黏膜湿润健康。

(2)出院后不宜用力擤鼻,避免打喷嚏、咳嗽,预防便秘,出现便秘时给予通便,勿过度用力。

(3)禁剧烈运动、负重及持续低头动作。

(4)自行监测尿量是否正常,有无尿崩症先兆。若出现鼻腔流清亮液体、头痛发热时也应及时就诊。

(5)遵医嘱按时复查头颅磁共振及相关激素水平。

(夏余芝)

第十一节 脑脊液鼻漏患者健康促进教育

一、疾病概述

脑脊液经颅前窝底、颅中窝底或其他部位的先天性或外伤性骨质缺损、破裂处或变薄处，流入鼻腔，称为脑脊液鼻漏（cerebrospinal fluid rhinorrhea）。

二、临床表现

本病的临床特征为自鼻腔间断或持续流出清亮水样液体，多为单侧。颅内压增加时流出液体增多，如低头、压迫双侧颈内静脉等。脑脊液鼻漏多在伤后发生，少数患者迟发性脑脊液鼻漏可在伤后数周或数年发生。多数患者同时出现嗅觉减退或失嗅。约有1/5的患者以反复发生的化脓性脑膜炎为主要表现。

三、治疗原则

1. 保守治疗

外伤性脑脊液漏多可采取保守治疗治愈。通过卧床，用脱水剂降颅压，限制水、钠摄入，控制咳嗽、擤鼻涕、打喷嚏，防止便秘，预防感染，半卧位休息以促进愈合。

2. 手术治疗

对于保守治疗4周未痊愈或反复发作颅内感染者应手术治疗。以鼻内镜经鼻腔修复为主，通常利用鼻中隔黏膜瓣翻转覆盖瘘口碘仿纱条压迫固定。

四、术前健康教育

（1）告知其手术成功的案例、术后治疗和护理的要点，以缓解紧张的心理，使其保持乐观情绪接受手术治疗。夜间入睡困难需告知护士,给予合理处理以保证充足的睡眠。

(2)行为训练指导,包括堵鼻吞咽训练、经口呼吸训练及床上排便训练等,使患者提前感知术后出现的相应不适症状,提高患者手术适应力,有效缓解术后躯体化症状。

(3)疼痛教育,指导患者根据疼痛评估工具准确进行自我疼痛评估。

(4)指导患者完成各项辅助检查,排除手术禁忌证。嘱咐患者宜卧床休息,采取斜坡卧位(抬高床头30°左右),利于鼻腔内分泌物引流,预防出现逆流造成颅内感染,同时避免过度低头动作。多吃水果、蔬菜预防便秘,保持大便通畅。勿用力打喷嚏、擤鼻涕、捏鼻鼓气等。学习抑制打喷嚏的方法控制打喷嚏。禁止向鼻腔滴药及冲洗。

(5)剪净双侧鼻毛,交代手术前的自我准备事项(训练床上使用便器);术前晚宜清淡饮食,术前8小时内禁固体饮食,6小时内禁乳类饮食,2小时内禁水。

(6)手术晨遵医嘱执行特殊用药,监测生命体征,更换手术衣,排空大小便,再次询问女性患者是否在月经期,等待手术室接患者。

(7)患者进手术室前取下活动性义齿、配饰物品如手表、耳环、戒指、手镯、眼镜(包括隐形眼镜)等,贵重物品交患者家属妥善保管,带上相关影像资料,家属陪同送至手术室并在等待区等候。

五、术后健康教育

1.体位

术后取斜坡位卧床休息1周,向患者强调卧床休息及床头抬高的目的和重要性。指导使用便盆在床上大小便。

2.饮食

推行ERAS在外科病房的实施。如患者无恶心、呕吐等不适,1~2小时后给予少量饮水,逐步过渡,4~6小时后进食半流质饮食,选择富含粗纤维食材,预防便秘。每日限制饮水量(约1500 mL为宜)和盐的摄入量。

3.运动

绝对卧床期间做床上主动运动,预防下肢深静脉血栓。翻身时头部避免大幅度转动,避免用力拍背、咳嗽、打喷嚏等。病情允许下床活动时遵循下床三部曲,无头晕等不适主诉可在家属陪同下行走。

4. 疼痛与不适

鼻腔填塞碘仿敷料 7～10 天后抽出,不能自行拽出,告知患者纱条脱出不能自行回纳。术腔加压填塞使头部前额及鼻腔胀痛等诸多不适,可以使用前额及鼻部冷敷来减轻头痛。用生理盐水漱口,减轻异味,保持口腔清洁舒适。

5. 病情观察

(1) 颅内高压。术后严密观察脑部症状,观察瞳孔大小、对光反射、视物是否模糊、球结膜有无水肿,有无烦躁、嗜睡、昏迷症状,有无剧烈头痛、喷射状呕吐、颈项强直及四肢感觉运动障碍情况,若有异常立即报告医师,对症处理。

(2) 脑脊液鼻漏。观察伤口血性渗出物是否伴有无色透明液体渗出,或血性渗出物痕迹的中心呈红色而周边清澈;鼻腔是否流清水样涕,低头加压时流速是否加快,或鼻孔流出的无色液体是否干燥后不结痂;睡眠时是否有咸味液体流经口咽部,及伴异样反复呛咳。如有上述情况说明瘘口未补住,或修补物脱落致脑脊液再漏。

六、健康促进指导

(1) 戒烟酒,近期勿泡热水澡或行桑拿浴。居住环境清洁,温湿度适宜,预防感冒。

(2) 进食丰富维生素、蛋白质及富含粗纤维的食物,防止便秘。

(3) 术后 6 个月内避免重体力劳动、低头弯腰、提取重物、屏气。可以慢走、打太极拳,注意劳逸结合。

(4) 术后 6 个月内预防感冒。教会患者正确擤鼻、抑制打喷嚏方法。

(5) 定期随访,若鼻腔有血性渗出物伴有无色透明液体渗出,有清水样液体流出,低头加压时流速加快,或睡眠时有咸味液体流进口咽部,应立即就医。

(赵梅君)

第十二节　外鼻恶性肿瘤患者健康促进教育

一、疾病概述

外鼻恶性肿瘤多为原发,较常见的有基底细胞癌、囊性腺样基底细胞癌、鳞状细胞癌,多属皮肤癌,恶性程度低,手术切除可取得良好的治疗效果。

基底细胞癌(basal cell carcinoma,BCC)又称基底细胞上皮瘤,为发生于皮肤基底细胞层的肿瘤。分化较好,生长缓慢,有局部破坏性,但极少转移。发病与长期日晒密切相关。此外,大剂量 X 射线照射、烧伤、瘢痕等与本病的发生、发展亦可能有关。

鳞状细胞癌(squamous cell carcinoma,SCC)又名棘细胞癌,是一种来源于表皮及其附属器棘细胞的恶性肿瘤。鳞状细胞癌可发生于皮肤或黏膜,以及某些皮肤病变的基础上,如慢性放射性皮炎、慢性溃疡、瘢痕及日光角化等。鳞状细胞癌的恶性程度比基底细胞癌高,易发生转移。

二、临床表现

1. 基底细胞癌

好发于老年人的颜面部,皮损初期为灰白色或蜡样小结节,质硬,缓慢增大并出现溃疡,周围绕以珍珠状向内卷曲的隆起边缘,称为侵蚀性溃疡。色素型 BCC 是结节型 BCC 的一个变异型,皮肤呈褐色或深黑色,边缘部分色泽较深,中央呈点状或网状。偶见结节型 BCC 皮损呈侵袭性扩大或向深部生长,破坏眼、鼻,甚至穿通颅骨侵及硬脑膜。

2. 鳞状细胞癌

皮损初期常为小而硬的红色结节,境界不清,易演变为疣状或乳头状瘤,表面可有鳞屑,中央易发生溃疡,溃疡表面呈颗粒状,易坏死、出血,溃疡边缘较宽,高起呈菜花状,质地坚硬,伴恶臭;部分肿瘤可呈凹陷性,进行性扩大并出现溃疡,进一步侵犯其下方筋膜、肌肉和骨骼。鳞状细胞癌可发生淋巴转移。

三、治疗原则

1. 基底细胞癌

(1) 手术治疗。作为首选治疗。具有治愈率高、愈合快、瘢痕小的优点。手术切除应包括肿瘤边缘以外 0.2～0.5 cm 的正常皮肤,深度应达皮下脂肪层。

(2) 放射治疗。疗效高,不良反应小,但照射剂量不易过大。

(3) 激光治疗。操作简便,用于治疗较表浅而小的皮损,但破坏范围不易掌握,时常发生瘢痕和肿瘤复发。

(4) 病灶内注射干扰素。适用于不适合手术治疗和放疗治疗者。

2. 鳞状细胞癌

(1) 手术治疗。手术切除的优点在于能一次性彻底治疗,缺点在于暴露部位或较大的癌肿切除后,会影响美观。手术方法主要适合于未发生转移的、分化较好的肿瘤。手术切除应距离肿物 0.5～2 cm,深度应视其浸润程度尽可能地广泛切除。

(2) 放射治疗。对于分化较差的,尚未侵犯骨骼、软骨,未发生转移者,可首先考虑。

(3) 电外科与刮除疗法。适合于小而浅的分化良好的损害及放射性皮炎的肿瘤。

(4) 激光治疗。

(5) 肿瘤内注射药物。用干扰素或者博来霉素油剂肿瘤内注射。

(6) 全身化疗。用于有转移或怀疑发生转移者,或恶性程度较高者。

四、术前健康教育

1. 心理护理

向患者及其家属介绍手术名称及简单过程、麻醉方式及治疗和护理的要点,使其有充分的心理准备,解除顾虑,消除紧张情绪,积极配合治疗和护理。

2. 术前一天

对拟需要皮瓣移植修复者,做好备皮区域的皮肤清洁消毒,预防皮肤损伤。交代术前的自我准备,男性患者需剃除胡须。根据患者手术预计安排时间,全麻者术前8小时内禁固体饮食,6小时内禁乳类饮食,2小时内禁水。局麻者不需控制饮食,备好局部麻醉药品。

3. 手术晨

患者更换手术衣服,取下随身金属物品、首饰及义齿,妥善保管贵重物品。确保腕带在位,排空大小便,配合护士测量生命体征及手术室的运送人员转运。

五、术后健康教育

1. 体位

局麻及全麻清醒后,患者可取半卧位,以减轻局部肿胀,促进伤口愈合。可取健侧卧位,以免压迫皮瓣。

2. 饮食

根据麻醉方式指导进食时间。患者无不适,4～6小时后给予易消化、高蛋白、高维生素半流质饮食,禁食辛辣等刺激性食物,避免张口用力咀嚼。适当多饮水降低血液黏稠度,改善皮瓣区血液循环。

3. 疼痛

疼痛知识宣教,在解释安慰的同时,提供疼痛评分尺给患者,指导正确评估疼痛的程度,遵医嘱用药。

4. 创口护理

密切观察创口敷料有无渗血、渗液,注意观察渗出物的颜色、性状、量等,及时更换创口敷料,严格执行无菌操作,保持创面干燥,遵医嘱术后使用抗生素。

5. 皮瓣护理

观察患者皮瓣成活情况、质地、色泽、皮肤温度及毛细血管反应等,保证病房的温度和湿度,避免因空气刺激影响皮瓣成活。凡士林纱布保护患者创面皮肤,防止创面张力性水泡的形成,预防局部干燥性坏死。术后3天内观察转移皮瓣的颜色、皮温、质地、皮纹。术后1~2天皮瓣颜色逐渐红润,用无菌棉签有棉花一端轻压皮瓣,3秒内颜色恢复正常。皮温计测量皮瓣组织温度和周边正常组织温度,其温度差值术后3天内波动低于2℃,表明皮瓣血运正常。部分皮瓣较大者,需要局部照射加热。

六、健康促进指导

(1) 保持切口清洁干燥,禁止用手或其他非无菌物品接触,观察有无渗血、渗液、黄色分泌物、异味等。

(2) 指导对移植后皮瓣的观察及护理。

(3) 指导合理饮食,适当锻炼,避免头颈部剧烈活动。

(4) 保持情绪稳定,构建家庭支持系统,鼓励家属干预,重视心理护理,解除患者对预后、并发症、出院后自护不到位、面部外观的担心,指导出院后延续性护理。

(5) 遵医嘱至医院拆线及复查或进一步放射治疗、化疗等,坚持治疗,定期随访。

（董　清）

第十三节　鼻腔及鼻窦恶性肿瘤患者健康促进教育

一、疾病概述

对于鼻腔及鼻窦恶性肿瘤(nasal and sinus carcinoma),鼻腔内原发的恶性肿瘤较少见,鼻窦恶性肿瘤中尤以上颌窦恶性肿瘤最为多见,甚至可高达70%左右;

筛窦肿瘤次之,约占20%;原发于蝶窦者约占3%;原发于额窦者最少见,仅占1%左右。肿瘤早期可局限于鼻腔或鼻窦某一解剖部位,晚期肿瘤发展可累及多个解剖部位,很难区分是鼻腔还是鼻窦恶性肿瘤。

二、临床表现

鼻腔及鼻窦恶性肿瘤的临床表现随肿瘤原发部位和受累范围而异。

1. 鼻塞

为鼻腔恶性肿瘤的早期症状,在鼻窦恶性肿瘤则属晚期症状。鼻塞多为一侧,初为间歇性、进行性鼻塞,后为持续性鼻塞。鼻中隔被推向对侧,则可能出现双侧鼻塞。

2. 鼻出血或流血性分泌物

一侧鼻腔分泌物中伴出血,同时鼻内有特殊臭味。最初,鼻出血的次数及出血量可能很少,随后逐渐增多。

3. 疼痛与麻木

常有难以忍受的头痛。当肿瘤位于上颌窦底时,由于肿瘤压迫上齿槽神经或向下侵及牙槽,而常有牙痛。肿瘤向面部或眶底扩展,则可出现一侧眶下及面颊部胀痛感。由于眶下神经受累,尚可出现一侧面颊部、上唇及上列牙齿麻木感。

4. 流泪与复视

当肿瘤压迫鼻泪管使之阻塞时,则有流泪;压迫眼球使之移位或出现眼肌瘫痪、眼球运动受限,则可发生复视。

5. 张口困难

下颌关节运动受限而致张口困难。

6. 恶病质

表现为衰竭、贫血、体重减轻等。在此时期内,尚可发生颈淋巴结转移和远处转移、颅内并发症及动脉侵蚀性大出血。

三、治疗原则

根据肿瘤病理类型、原发部位、侵犯范围及患者全身情况,施以手术、放射、化疗和生物等综合治疗措施。

1. 手术治疗

多数鼻窦恶性肿瘤的主要治疗手段,尤其是早期肿瘤范围较局限者。根据情况可选择鼻侧切开术、上颌骨部分切除术或上颌骨全切除术。上颌骨全切除后的硬腭缺损,用保留的硬腭黏骨膜修复。侵及颅内范围较大的病例,可行鼻内镜开颅联合手术或颅面联合进路手术。

2. 放射治疗

多作为综合治疗措施的主要部分,依病情选择术后或术前放疗。

3. 化学治疗

应根据肿瘤的生物学特性以及对化学治疗的敏感性来选择。此外,随着介入放射学技术的发展,通过超声选择血管介入法,将抗癌药物注入癌肿的营养血管以杀死肿瘤细胞。

四、术前健康教育

(1) 对患者手术后面部外观出现的较大改变进行婉转解释,告知可以通过整形手段适当恢复,告知其手术成功的案例,术后治疗和护理要点,以缓解紧张心理,积极配合治疗和护理,预防其出现过度悲伤情绪。

(2) 预制腭护板,对于需要一侧上颌骨切除患者,需制作腭护板,为尽量恢复上颌及上腭功能,降低对进食、发音功能、面容的影响。接到医嘱后告知患者预制腭护板的目的,配合口腔科医生完成制作。

(3) 行为训练指导,包括堵鼻吞咽训练、经口呼吸训练及床上排便训练等,使患者提前感知术后出现的相应不适症状,提高患者手术适应力,有效缓解术后躯体化症状。

(4) 疼痛教育,指导患者根据疼痛评估工具准确进行自我疼痛评估。

（5）剪净患者双侧鼻毛，指导患者用洗鼻器盛温生理盐水 500 mL 反复冲洗双侧鼻腔。术前晚宜清淡饮食，夜间入睡困难需告知护士，给予处理，保证充足的睡眠。根据患者手术预计安排时间，术前 8 小时内禁固体饮食，6 小时内禁乳类饮食，2 小时内禁水，即术前 2 小时可口服清饮料。

（6）手术晨遵医嘱执行特殊用药，监测生命体征，更换手术衣，排空大小便，再次询问女性患者是否在月经期，等待手术室接患者。

（7）患者进手术室前取下活动性义齿、配饰物品如手表、耳环、戒指、手镯、眼镜（包括隐形眼镜）等，贵重物品交患者家属妥善保管，带上相关影像资料，家属陪同送至手术室并在等待区等候。

五、术后健康教育

1. 体位

麻醉未清醒时给予平卧位，清醒后侧卧位或半卧位，有利于鼻腔分泌物流出。

2. 饮食

清醒后无恶心、呕吐、呛咳等不适者，1～2 小时给予少量饮水，4～6 小时逐步过渡到软食。术后咀嚼困难应避免食用反复咀嚼食物。

3. 活动

卧床者鼓励床上活动（如踝泵运动）以预防下肢深静脉血栓。按摩腹部预防便秘。下床活动遵循下床三部曲，无头晕等不适主诉，在家属陪同下行走。

4. 面部及鼻腔伤口不适

（1）鼻面部伤口。术后敷料加压包扎 2 天后拆除。少许渗血不需处理，轻轻擦拭。口腔内血性分泌物轻轻吐出，避免下咽刺激胃部，引起恶心、呕吐。

（2）术腔填塞物。术后 48 小时逐渐分次取出，期间避免剧烈活动、打喷嚏、咳嗽等，以免脱出引起出血。

（3）疼痛。因术腔填塞较多敷料加压包扎，切口疼痛或头痛给患者身心带来较大影响，在解释安慰的同时，提供疼痛尺给患者，鼓励患者说出疼痛程度，积极给予止痛处理。

（4）呼吸方式改变。鼻堵塞属暂时，可将床头抬高轻张口改善通气。

（5）口腔清洁。告知患者保持口腔清洁的重要性，予1.5%过氧化氢冲洗口腔，2次/日，生理盐水含漱，3～4次/日。同时鼓励患者以多饮水、刷牙等方式清洁口腔。

六、健康促进指导

1. 饮食

选择含丰富维生素、蛋白质的易咀嚼食物。避免进食刺激性饮食，戒烟酒。

2. 运动

加强锻炼，增强体质，积极参与社会活动。

3. 功能训练

一侧上颌骨扩大或全切除者创口初步愈合后，应早期（一周后）练习张口（用软木塞制作张口工具，型号由小逐渐增大），根据医嘱适时试戴腭护板，以防止瘢痕挛缩，尽早恢复语言与进食功能。

4. 腭护板居家护理

每次进餐后漱口，保持腭护板清洁。每天取下清理一次。严禁使用热水，以免造成腭护板的变形。保持口腔清洁，坚持每日早晚刷牙，饭后漱口。

5. 复诊

出院后第1、第3、第6、第12个月坚持复诊，按医嘱去肿瘤科就诊，确定放化疗的必要性及时间。学会简单的自我触摸颈部的方法，早期自我发现肿大的淋巴结、包块等，及早复诊。

6. 其他

请患者留下联系方式如微信，经常关心患者，鼓励患者保持良好心态及战胜疾病的信心。

（李晓静）

第十四节　鼻部脑膜脑膨出患者健康促进教育

一、疾病概述

鼻部脑膜脑膨出(encephalomeningocele in nose)是指一部分脑膜、脑组织及脑脊液通过颅内疝膨至颅外而形成的一种先天性畸形,多伴有脑发育不全、智力低下等,临床少见,多发于新生儿及儿童。临床上根据膨出部位不同可分为囟门型鼻部脑膜脑膨出和基底型鼻部脑膜脑膨出。囟门型鼻部脑膜脑膨出是由筛骨鸡冠前方之盲孔处疝至外鼻者,分为鼻额型、鼻筛型及鼻眶型;基底型鼻部脑膜脑膨出是经筛骨鸡冠之后疝出者,分为经筛、蝶筛、蝶咽、蝶眶及蝶颌五种类型。囟门型鼻部脑膜脑膨出发病年龄小,基底型鼻部脑膜脑膨出多以脑脊液鼻漏、反复发作性脑膜炎为首发症状,多有外伤史,水样鼻分泌物是重要体征。

二、临床表现

1. 囟门型鼻部脑膜脑膨出

又称鼻外型鼻部脑膜脑膨出。新生儿鼻根部近中线处或偏向一侧出现类圆形肿块,表面光滑,触之有波动感与搏动感。啼哭或压迫颈内静脉时,该肿块变大,但若颅底骨缺损较小,则此种表现不明显。鼻外型脑膜脑膨出可致面部畸形,如眶距增宽等。

2. 基底型鼻部脑膜脑膨出

又称鼻内型鼻部脑膜脑膨出。新生儿可表现为单侧鼻腔堵塞,伴或不伴有清亮液体流出,喂养困难,查体可见鼻腔或鼻咽部有表面光滑的肿块,根蒂位于鼻腔顶部或鼻咽部。

三、治疗原则

本病一经发现,应尽早手术。手术主要是行脑膜脑膨出切除术及颅底骨质修补。

1. 颅面联合手术

为传统手术方法,对于广泛的颅底缺损、美容性颅面重建等情况,颅外径路是必要的,主要由神经外科完成。

2. 经鼻内镜手术

近年来,鼻内镜技术逐渐应用于鼻部脑膜脑膨出的治疗,其优点是视野清晰、损伤小、出血少、并发症少。

3. 手术禁忌证

大脑畸形,无正常发育者;膨出部破溃、伴感染者;鼻内脑膜脑膨出伴鼻腔鼻窦严重感染者;脑膜脑膨出伴脑畸形及脑积水者均不宜手术治疗。

四、术前健康教育

1. 保护膨出物

膨出表面皮肤薄,易发生破溃。因此,要明确告知家属保持局部清洁、干燥的重要性。为防止表面损伤,在膨出物表面覆盖灭菌凡士林纱布。膨出物与床垫接触部位垫置平整无褶皱的无菌纱布,每8小时更换1次,污染时需随时更换。膨出物平坦安置,并保持顺位,勿受到牵拉、扭曲或挤压。修剪患儿指甲,并戴好小手套,防止抓伤膨出物的囊壁。同时防止反复摩擦床垫而蹭破囊壁发生感染。

2. 提供舒适照顾

将患儿置于舒适卧位,其躯干四肢自然屈曲,给予安慰奶嘴,更换卧姿时先予以抚触,保持室温适宜(婴幼儿室温控制在30 ℃)等,保持其安静,避免哭闹导致椎管内压力增高,使原有的裂口增大及膨出物增多或破裂,及减少其氧耗量。给患儿合理饮食,提高其抵抗力,预防感冒、腹泻。

3. 术前一天

剃净患者头部毛发,嘱不要离开病房。遵医嘱执行交叉配血或抗生素等。晚餐宜清淡饮食,强调禁食水时间,根据患者手术预计安排时间,术前 8 小时内禁固体饮食,6 小时内禁乳类饮食,4 小时内禁母乳,2 小时内禁水,即术前 2 小时可口服清饮料。

4. 给予家长心理支持

本病系先天性畸形,家长会对患儿的治疗和预后产生忧虑和紧张。告知家长手术成功的案例,术后治疗和护理的要点,以缓解其紧张的心理,积极配合治疗和护理。

5. 手术晨

协助患者更换手术衣,去除首饰,排空大小便,检查腕带,准备相关影像资料,等待接入手术室。

五、术后健康教育

1. 体位

麻醉清醒后改为半卧位,绝对卧床休息,预防颅内压升高。

2. 饮食

术后推行 ERAS 在外科病房的实施。第 1 天试喂葡萄糖,并给予肠外营养支持,待其肠道耐受后逐渐过渡到全肠道内营养。宜清淡、低盐、富含优质蛋白、维生素及粗纤维素饮食,预防大便干燥。

3. 氧气吸入

为改善脑缺氧,需持续低流量给氧,告知家属用氧的目的与安全。

4. 防止颅内压升高

绝对卧床休息 7～10 天,勿做幅度较大的床上活动,按医嘱给予脱水治疗,保持大便通畅,必要时予开塞露塞肛。避免受凉、感冒引起打喷嚏和咳嗽,嘱患者不要用力擤鼻或屏气。做好生活护理及饮食指导,嘱患者术后 10 天内限制饮水量,给予低盐饮食。

5. 颅内感染观察

密切观察有无颅内感染,术后 2 周全身应用易通过血脑屏障的抗菌药物。密切观察生命体征,注意神志、瞳孔变化,以及有无发热、头痛、恶心、呕吐等脑膜刺激症状。加强口腔护理,每次进食后漱口,保持口腔清洁。

6. 疼痛护理

解释患者目前的恢复情况,解答家长的疑问,指导日常护理的要点,帮助其树立信心。为止血和预防颅内感染,需加压填塞碘仿敷料,7 天后抽出,告知患者有碘仿异味、头部前额及鼻腔胀痛、流泪、张口呼吸、口干等诸多不适,但不能自行拽出。可使用前额及鼻部冷敷来减轻头痛,严重者遵医嘱予止痛剂。通过口角含湿巾纸方法减少张口呼吸造成的干燥不适。次日需用生理盐水漱口、多喝水,减轻异味,保持口腔卫生、舒适。

7. 配合治疗与护理

术后鼓励家属陪伴,如发现患儿发热、头痛、呕吐,意识、视力、面色异常,鼻腔流清水样液体等异常变化及时报告护士。使用甘露醇脱水降颅压等治疗不得随意调节速度,协助护士准确记录 24 小时出入量,若有呕吐,立即将患儿头偏向一侧防止呕吐物误吸引起窒息。伤口敷料或鼻腔填塞物不能让患儿拽出。病房采用紫外线消毒,使用有效氯擦拭桌面、地面,限制探视。

六、健康促进指导

(1) 养成良好的生活习惯,避免感冒,术后半年内避免重体力劳动。

(2) 婴幼儿科学喂养,加强营养。

(3) 三个月内不可用力咳嗽和擤鼻涕,避免挖鼻,保持大便通畅,预防颅内压骤升。

(4) 向患者及其家属解释说明遵医嘱用药及术后随访的重要性,指导患者遵医嘱按时规律服药,根据医生意见停药。

(5) 定期复查,如出现头疼、头晕、呕吐、视物模糊、鼻腔流出无色且干燥不结痂液体等症状,应立即就诊。

(汪璐璐)

第三章　咽喉科疾病健康促进教育

第一节　慢性扁桃体炎患者健康促进教育

一、疾病概述

慢性扁桃体炎（chronic tonsillitis）为扁桃体的持续感染性炎症，多发生于儿童和年轻人，由于急性扁桃体炎反复发作或因腭扁桃体隐窝引流不畅，窝内细菌、病毒滋生感染而演变为慢性炎症，是临床上常见的疾病之一。

二、临床表现

该病常常急性发作，间歇期无症状或症状轻微，发作时咽痛明显，可出现咽干、发痒、异物感、刺激性咳嗽等症状；当扁桃体隐窝内潴留干酪样腐败物或有厌氧菌感染时，则可出现口臭。扁桃体过度肥大时可出现睡眠打鼾、呼吸不畅、吞咽或言语共鸣障碍；也可有消化不良或头痛、乏力、低热、消瘦等全身症状，还可以伴发其他病变，如风湿性心脏病、急性肾小球肾炎、关节炎等。个别患者可能出现肾功能变化。

三、治疗原则

1. 非手术疗法

（1）本病治疗不应仅限于抗菌药物，而应结合免疫疗法或抗变应性措施，包括使用有脱敏作用的细菌制品（如用链球菌变应原和疫苗进行脱敏），以及各种增强免疫力的药物，如注射胎盘球蛋白、转移因子等。

（2）局部涂药、隐窝灌洗及激光疗法等均有人试用，远期疗效不理想。

（3）加强体育锻炼，增强体质和抗病能力。

2. 手术疗法

有手术适应证者，可行扁桃体切除术，现临床上多采用等离子刀行扁桃体切除术，对病灶扁桃体的手术宜在并发症得到控制后进行。

四、术前健康教育

（1）注意保暖，观察体温变化，预防上呼吸道感染。

（2）保持口腔卫生，指导餐后漱口，早晚刷牙，进食清淡易消化食物，禁烟酒。

（3）心理指导，向患者及其家属解释手术的必要性和安全性，告知患者术后可能出现的不适及应对措施，缓解患者及其家属的紧张情绪，提高手术耐受性。

（4）疼痛教育，指导患者根据疼痛评估工具准确进行自我疼痛评估。

（5）推行加速康复外科（enhanced recovery after surgery，ERAS）的实施，根据患者手术预计安排时间，术前 8 小时内禁固体饮食，6 小时内禁乳类饮食，2 小时内禁水，即术前 2 小时可口服清饮料，包括清水、糖水、无渣果汁、碳酸类饮料、清茶及黑咖啡（不含奶），不包括含酒精类饮品。术前一日晚保证良好睡眠。

（6）手术晨遵医嘱执行特殊用药，监测生命体征，更换手术衣，排空大小便，再次询问女性患者是否在月经期，等待手术室接患者。

（7）患者进手术室前取下活动性义齿、配饰物品如手表、耳环、戒指、手镯、眼镜（包括隐形眼镜）等，贵重物品交患者家属妥善保管，带上相关影像资料，家属陪同送至手术室并在等待区等候。

五、术后健康教育

1. 体位

麻醉未清醒时给予平卧位,头偏向一侧;清醒后可予头部抬高,取舒适卧位。

2. 饮食

麻醉清醒后,根据 ERAS 的建议,1~2 小时给予少量饮水,逐步过渡,4 小时进食流质饮食。术后 1~3 天进温凉流质饮食,3~7 天进半流质饮食,7~14 天进软食,均应小口进食。2 周后方可进正常饮食。勿食辛辣、生硬、过热食品,以免损伤伤口引起出血。

3. 口腔卫生

每日早晚及进食后用漱口液或温水含漱,保持口腔清洁,避免用力冲洗,防止因伪膜撕脱致出血。用软毛牙刷刷牙,避免触及舌根和咽部。

4. 出血

观察伤口有无出血,口内如有少量渗血或痰中带血,嘱患者轻轻抿出,勿咽下;若患儿出现频繁吞咽或口角流血现象应及时告知医护人员。

5. 疼痛

告知患者及其家属伤口疼痛为术后正常现象,可通过分散注意力、颌下冷敷、进食少量冰激凌等方式缓解疼痛,患儿可采取讲故事、看图书等方式缓解疼痛。必要时遵医嘱使用镇痛药物、镇痛泵等。

6. 伤口

术后第 2 天鼓励患者适当讲话,多进食,促进伤口愈合,以防止瘢痕挛缩。

六、健康促进指导

(1) 术后 24 小时创面即有伪膜生成,对伤口有保护作用,不可随意去除,以免出血。术后1周左右,伪膜逐渐脱落,勿用力咳嗽或擦拭,注意观察口腔分泌物,有少量血丝属正常现象,若出血量增多应及时就诊。

(2) 两周内避免进食过硬、过热、尖锐或带刺食物。

(3) 术后短期内部分患者可能会有口腔异味,注意口腔清洁,多饮水,餐后漱口,早晚刷牙,减轻口腔异味并预防感染。

(4) 术后定期复诊,如有伤口出血、发热等随时就诊。

(5) 适当锻炼,增强体质,预防感冒。

(田园园)

第二节　腺样体肥大患者健康促进教育

一、疾病概述

腺样体又称咽扁桃体,腺样体肥大(adenoidal hypertrophy)系腺样体因反复炎症刺激而发生病理性增生,如急性鼻炎、咽炎、扁桃体炎的反复发作及鼻窦炎均可导致腺样体的黏膜发生炎症反应。本病多见于3～5岁儿童,成年人少见,常与慢性扁桃体炎、扁桃体肥大合并存在。

二、临床表现

肥大的腺样体因不同程度地堵塞后鼻孔和压迫咽鼓管,会引起耳、鼻、咽、喉、下呼吸道等局部和全身症状。

1. 全身症状

表现为慢性中毒、营养发育障碍、反射性神经症状,患儿全身发育和营养状况较差,存在磨牙、反应迟钝、注意力不集中等表现。

2. 耳部症状

腺样体肥大可压迫咽鼓管口,引起咽鼓管堵塞,在咽鼓管堵塞和炎症刺激下,可引发分泌性中耳炎,甚至化脓性中耳炎,出现耳闷、耳痛、听力下降等情况。

3. 鼻部症状

腺样体肥大不同程度地堵塞后鼻孔,影响正常通气和鼻腔引流,常并发鼻炎和鼻窦炎。鼻塞、流涕、张口呼吸、讲话有闭塞性鼻音为主要表现。

4. 咽喉部症状

分泌物向下流,刺激呼吸道黏膜可出现阵咳,容易并发支气管炎。

5. 慢性上呼吸道阻塞综合征

常见于扁桃体肥大合并腺样体肥大者。表现为睡眠鼾声过大,睡眠时憋气,可有睡眠时张口呼吸、汗多、白天嗜睡、注意力不集中、学习困难等表现。

6. 腺样体面容

由于长期张口呼吸,影响面部发育,表现为上颌骨变长、腭骨高拱、牙列不齐、咬合不良、上唇上翘、唇厚、表情呆板愚钝等。

三、治疗原则

1. 非手术治疗

注意营养,预防感冒,提高机体免疫力,积极治疗引起腺样体肥大的疾病,如急慢性鼻炎、鼻窦炎等。随着年龄的增长,腺样体可逐渐萎缩,病情可能得到缓解或症状完全消失。

2. 手术治疗

若保守治疗无效,腺样体肥大出现明显临床症状者,应尽早行腺样体切除术。4～10岁为最佳手术年龄,手术常同扁桃体切除术一并施行,若无扁桃体肥大且很少发炎,可单独切除腺样体。

四、术前健康教育

(1) 注意保暖,观察体温变化,预防上呼吸道感染。

（2）心理指导，向患者及其家属解释手术的必要性和安全性，告知患者术后可能出现的不适及应对措施，缓解患者及其家属的紧张情绪，提高手术耐受性。

（3）推行 ERAS 在外科病房的实施，根据患者手术预计安排时间，术前 8 小时内禁固体饮食，6 小时内禁乳类饮食，2 小时内禁水，即术前 2 小时可口服清饮料，包括清水、糖水、无渣果汁、碳酸类饮料、清茶及黑咖啡（不含奶），不包括含酒精类饮品。术前一日晚保证良好睡眠。

（4）手术晨遵医嘱执行特殊用药，监测生命体征，更换手术衣，排空大小便，再次询问女性患者是否在月经期，等待手术室接患者。

（5）患者进手术室前取下活动性义齿、配饰物品如手表、耳环、戒指、手镯、眼镜（包括隐形眼镜）等，贵重物品交患者家属妥善保管，带上相关影像资料，家属陪同送至手术室并在等待区等候。

五、术后健康教育

1．体位

麻醉清醒即协助取舒适体位，以半卧位为宜，保持呼吸道通畅。

2．饮食

根据 ERAS 的建议，1～2 小时给予少量饮水，逐步过渡，4 小时进食流质饮食。鼓励患儿少食多餐，进食不足者，酌情补液。

3．保持鼻腔通畅

掌握正确擤鼻涕的方法：按住单侧鼻孔轻轻擤鼻，如有鼻涕吸入口中轻轻吐出，勿挖鼻，避免剧烈咳嗽、打喷嚏等。必要时可遵医嘱使用缓解鼻塞症状的滴鼻剂。

4．病情观察

观察有无出血情况，注意患儿有无频繁吞咽动作，观察口腔分泌物颜色，以尽早发现是否有出血征象。

六、健康促进指导

(1) 适当锻炼,增强体质,注意保暖,预防上呼吸道感染。
(2) 注意口腔卫生,早晚刷牙,饭后漱口。
(3) 注意休息,术后1月内避免剧烈运动。
(4) 如有发热、出血、咽痛等不适及时就诊。

(田园园)

第三节　阻塞性睡眠呼吸暂停低通气综合征患者健康促进教育

一、疾病概述

阻塞性睡眠呼吸暂停低通气综合征(obstructive sleep apnea hypopnea syndrome,OSAHS)是指睡眠时上气道塌陷阻塞引起的反复出现呼吸暂停和(或)低通气,引起低氧血症、高碳酸血症,睡眠中断,从而使机体发生一系列病理生理改变的临床综合征。患者通常伴有打鼾、睡眠结构紊乱、频繁发生血氧饱和度下降、白天嗜睡、注意力不集中等病症,并可导致高血压、冠状动脉粥样硬化性心脏病(简称"冠心病")、糖尿病等多器官多系统损坏。OSAHS可发生在任何年龄阶段,其中以中年肥胖型男性发病率较高,小儿发病严重者可影响生长发育。

二、临床表现

(1) 睡眠打鼾、呼吸暂停。随着年龄和体重的增加,鼾声可逐渐增加;同时鼾声呈间歇性,出现反复的呼吸节律紊乱和呼吸暂停,夜间憋醒、多汗等现象,多数患者在仰卧位时加重。

(2) 白天嗜睡。轻者表现为轻度困倦、乏力。严重者白天常出现晨起头痛、过度嗜睡、记忆力减退、工作效率低、性格乖戾和行为怪异等情况。也可有不可抑制的嗜睡，部分患者在驾驶和谈话过程中可出现入睡的现象。

（3）部分患者会出现记忆力减退、注意力不集中、反应迟钝。

（4）晨起口干、咽部异物感，晨起后头疼，血压升高。

（5）出现烦躁、易怒或抑郁等性格改变，多见于病程较长的患者。

（6）部分患者可出现性功能障碍，夜尿次数增加甚至遗尿。

（7）儿童患者还可以出现颌面发育畸形、生长发育迟缓、胸廓发育畸形、学习成绩下降等表现。

三、治疗原则

阻塞性睡眠呼吸暂停低通气综合征治疗的关键在于缓解其临床症状，改善患者睡眠情况，将患者的睡眠暂停通气指数及含氧血红蛋白水平恢复到正常的数值范围。要根据患者出现的病因、病情程度、阻塞平面及患者全身的情况，采用个体化、多学科的综合治疗。

1. 一般治疗

减肥、锻炼、戒烟戒酒、养成侧卧位睡眠习惯等。

2. 非手术治疗

（1）无创气道正压通气治疗。这是目前应用较为广泛且有效的方法之一。包括持续正压通气治疗和双水平气道正压通气。其作用原理是通过一定压力的机械通气，保证 OSAHS 患者睡眠时呼吸通道的通畅，以纠正缺氧。

（2）口腔矫治器治疗。此方法针对轻中度 OSAHS 或者是单纯鼾症。即于睡眠时佩戴特定的口内装置，将下颌向前牵拉来扩大舌根后气道。但长期佩戴容易导致颞颌关节损坏。

3. 手术治疗

如果病因明确，原则上应用手术方法去除病因，如可行鼻息肉切除术、鼻中隔偏曲矫正术、腭咽扁桃体切除术、悬雍垂腭咽成形术及改良术等。手术治疗是目前治疗 OSAHS 的重要手段之一，主要根据阻塞平面和狭窄程度来选择手术方式。

四、术前健康教育

(1) 心理指导,向患者及其家属解释手术的必要性和安全性,告知患者术后可能出现的不适及应对措施,缓解患者及其家属的紧张情绪,提高手术耐受性。

(2) 疼痛教育,指导患者根据疼痛评估工具准确进行自我疼痛评估。

(3) 责任护士指导男性患者术前剃净胡须、修剪指甲。术前8小时内禁固体饮食,6小时内禁乳类饮食,2小时内禁水。嘱咐患者术前一天尽量保证充足的睡眠。

(4) 行鼻腔扩容和鼻中隔偏曲矫正的患者,手术晨需备皮(剪鼻毛)。嘱患者沐浴、更换手术衣服,排空大小便,等待手术室来接。

(5) 进手术室前让患者取下义齿、配饰、贵重物品和金属物品,交家属或专人保管,带上所有的影像资料,家属陪同送至手术室并在等待区等候。

五、术后护理

1. 体位

麻醉清醒即指导患者取半卧位,头稍向后倾,降低咽部肌肉张力从而减轻疼痛。术后指导患者入睡时尽量采取半卧位或侧卧位,防止因为舌根后坠,阻塞呼吸道。

2. 饮食

根据 ERAS 的建议,麻醉清醒后1～2小时给予少量饮水,逐步过渡,4小时进食流质饮食。腭咽成形术后饮食主要以温凉流质和半流质饮食为主,如牛奶、米汤等,术后3天逐步过渡到半流质饮食,避免辛辣刺激性食物。注意观察进食有无呛咳和食物鼻腔反流现象,做好患者的解释和安慰工作。

3. 口腔卫生

每日早晚及进食后用漱口液或温水含漱,保持口腔清洁,避免用力冲洗,防止因伪膜撕脱致出血。用软毛牙刷刷牙,避免触及舌根和咽部。

4. 病情观察

注意观察患者呼吸、面色及其口腔分泌物的颜色和量。重点观察创面有无活动性出血，有无频繁的吞咽动作，嘱患者将口中的分泌物轻轻吐出、勿咽下，必要时用吸引器吸出。病房内备好急救物品，做好气管插管和气管切开的准备。

5. 疼痛护理

术后大部分患者均会出现咽部明显疼痛现象，做好心理疏导。可给予颈部及颌下冷敷。如需打喷嚏，可嘱患者深呼吸或用舌尖抵住上腭，减轻切口缝合处的张力。提供安静舒适的病房环境，保持合适的温湿度，防止患者因持续张口呼吸导致咽干使疼痛加重。

六、健康促进指导

（1）行扁桃体切除者术后 24 小时创面即有伪膜生成，其对伤口有保护作用，不可随意去除，以免出血。术后 1 周左右，伪膜逐渐脱落，勿用力咳嗽或擦拭，注意观察口腔分泌物，少量血丝属正常现象，若出血量增多及时就诊。

（2）行鼻部手术者注意保持鼻腔清洁，指导正确擤鼻，勿挖鼻；坚持鼻腔滴药和鼻腔冲洗，定期就诊，在鼻内镜下行窦腔清理。

（3）两周内避免进食过硬、过热、尖锐或带刺食物。

（4）术后短期内部分患者可能会有口腔异味，注意口腔清洁，多饮水，餐后漱口，早晚刷牙，减轻口腔异味并预防感染。

（5）适当锻炼，增强体质，预防感冒。

（6）戒除烟酒，控制饮食；参加体育活动，减轻体重，避免因咽腔脂肪组织堆积，造成鼾声再起。

（7）术后定期复诊，如有伤口出血、发热等随时就诊。

（郑婷婷）

第四节　扁桃体周围脓肿患者健康促进教育

一、疾病概述

扁桃体周围脓肿（peritonsillar abscess）为扁桃体周围间隙内的化脓性炎症，早期主要表现为蜂窝组织炎，也称扁桃体周围炎，继之形成脓肿，称为扁桃体周围脓肿。炎症可扩散至咽旁间隙，发生咽旁脓肿，又可向下蔓延，发生喉炎及喉水肿。好发于青壮年，多见于夏秋两季。

二、临床表现

1. 发热

多数发生于急性扁桃体炎发病 3～5 天后，发热仍持续，或急性扁桃体炎病情好转之时体温又升高，严重者寒战高热，出现全身中毒症状。

2. 咽痛

一侧咽痛较扁桃体炎时加剧，常放射至同侧耳部及牙齿。

3. 吞咽困难

因咽痛剧烈及软腭肿胀，患者吞咽困难，口涎外溢，饮水向鼻腔反流，语言含糊不清。周围炎症波及翼内肌时出现张口困难。脓肿大者可引起上呼吸道梗阻。

4. 呼吸困难

当扁桃体周围脓肿治疗不及时，炎症扩散至临近组织时，可形成咽旁脓肿、咽后脓肿及颌面部蜂窝织炎，向下蔓延发生喉炎及喉头水肿时，可迅速出现呼吸困难。

5. 全身症状

全身乏力、肌肉酸痛、缺乏食欲、便秘等。

三、治疗原则

1. 脓肿未形成前的治疗

使用足量抗生素,控制炎症扩散,防止脓肿形成及并发症的发生,多喝水,必要时补充液体,保持水、电解质平衡,若局部水肿严重,可加适量的糖皮质激素。

2. 脓肿形成后的处理

(1) 穿刺抽脓。通过穿刺可以明确脓肿是否已形成及脓肿的部位,同时也达到了治疗的目的。在局麻下选择脓肿最隆起和最软化处,试探性进针,注意方位,不可刺入太深,以免误伤咽旁大血管。针进入脓腔时有空虚感,回抽时即有脓液抽出,尽量将脓液抽净。

(2) 切开引流。在局麻下于脓肿穿刺部位切开引流。若无法确定切口部位,则从悬雍垂根部做一假想水平线,从舌腭弓游离缘下端做一假想垂直线,两条线交点稍外,即为适宜做切口之处。切口长 1~1.5 cm,切开黏膜及浅层组织(不可过深),用一血管钳向后外方顺肌纤维走向,逐层分离软组织,直达脓腔排脓。

3. 脓肿消退后的处理

因本病易复发,在抗生素的有效控制下待炎症消退 2 周后行扁桃体切除术。

四、疾病教育

1. 症状教育

(1) 发热。密切观察患者体温变化,体温较高者可采用物理降温,用酒精或温水擦浴,必要时遵医嘱使用退热药或静脉补液。嘱患者多卧床休息,多饮水。

(2) 咽痛。正确评估患者疼痛的程度、性质、部位等,予以安慰,教会患者及其家属听音乐等分散注意力的方法,必要时遵医嘱使用止痛药。注意观察患者有无一侧咽痛加剧、张口受限等症状。

（3）饮食。急性炎症期可嘱患者喝米汤、牛奶等温、冷流质饮食，少量多餐，进食后漱口。

（4）呼吸困难。密切观察患者的呼吸、面色、口唇色泽，保持呼吸道通畅，监测血氧饱和度。

2. 用药教育

根据医嘱全身给予足量抗生素及糖皮质激素药物，观察药物疗效及有无面色潮红、皮下出血、胃肠道不适、头痛、过敏反应等现象。

3. 脓肿切开排脓教育

（1）术前向患者说明切开排脓的目的方法，安慰患者，减轻其紧张心理以配合医生。备好手术器械、站灯、吸引器和气管插管等。

（2）配合医生穿刺抽脓，以减轻局部肿胀。快速及时吸出脓液，以免误入气道引起窒息。

（3）取低头侧卧位，以利于引流，防止误吸。

（4）观察患者呼吸情况及有无出血征象，注意口腔卫生，勤漱口。

五、健康促进指导

（1）适时锻炼，增强体质，提高机体免疫力，避免上呼吸道感染。

（2）炎症期间禁食辛辣、刺激性食物，避免硬性及带刺食物，禁烟酒，以免刺激或加重咽部不适。

（3）积极防治咽、颈部外伤及异物残留，如有鼻部、咽部、耳部感染，应及时进行正规治疗。

（4）扁桃体炎发作时积极治疗，糖尿病患者注意控制血糖。

（5）保持口腔卫生，治疗病牙，减少并发症发生。

（6）脓肿消退2周后可考虑行扁桃体切除术。

（梁素青）

第五节　咽旁脓肿患者健康促进教育

一、疾病概述

咽旁脓肿（parapharyngeal abscess）是发生于咽旁间隙的化脓性炎症，早期为蜂窝织炎，随后发展成脓肿，儿童及成人均可发病。

二、临床表现

1. 局部症状

患侧咽部及颈部疼痛，吞咽时加重，严重者可向患者耳部放射，言语含糊不清。若侵犯翼内肌，可出现张口困难，脓肿波及喉部则发生呼吸困难。咽侧壁内移、水肿或并发喉水肿时，可造成通气障碍甚至窒息。

2. 全身症状

主要表现为全身明显中毒症状，如寒战、高热，体温高达 39～40 ℃，可为持续性高热或弛张热、食欲缺乏、乏力、精神萎靡等。病程严重者容易发生头晕、心慌、营养失调及全身衰竭症状。

三、治疗原则

1. 非手术疗法

适用于感染初期脓肿还未形成者。

（1）抗生素治疗。足量的敏感抗生素经静脉使用，同时给予抗厌氧菌药物。

（2）支持治疗。注意患者的水、电解质及酸碱平衡。病情严重的老人、儿童可遵医嘱给予补液、输血、白蛋白和氨基酸。

（3）对症治疗。注意口咽部清洁，给予漱口液含漱；高热者使用有效物理或药物降温；嘱患者卧床休息，多饮水，保持大便通畅。

（4）有糖尿病等全身疾病者，应积极控制基础疾病。

2. 手术疗法

脓肿形成者应行切开排脓，分为经口径路和颈外径路2种手术方式。

（1）经口径路。适用于脓肿明显突出于咽侧壁，且无血管搏动者。与咽侧壁最突起处作一垂直切口，约2 cm长，用血管钳钝性分离脓腔，引流脓液。以后每日扩张切口，至脓液消失为止。

（2）颈外径路。适用于脓肿位置较深或颈部肿胀明显的患者。在局麻或全麻下，以下颌角下缘起，沿胸锁乳突肌前缘作一弧形向下至舌骨水平的切口，血管钳钝性分离各层组织进入脓腔。在脓腔内置入引流条，切口部分缝合并加强换药。

四、疾病教育

1. 症状教育

（1）发热。密切观察患者体温变化，体温超过38.5 ℃者，可采用物理降温，如酒精或温水擦浴，必要时遵医嘱使用退热药或静脉补液。嘱患者卧床休息，多饮水。

（2）咽痛。正确评估者疼痛的程度、性质、部位等，予以安慰，教会患者及其家属听音乐等分散注意力的方法，必要时遵医嘱使用止痛药。

（3）吞咽困难。注意观察患者有无语言含糊不清、张口受限，鼓励进高营养的软食或温、冷流质饮食，进食后漱口。

（4）呼吸困难。密切观察患者的呼吸、面色、口唇色泽，保持呼吸道通畅，遵医嘱监测血氧饱和度，床旁备好站灯、吸引器、气管切开包等。

2. 用药教育

根据医嘱给予足量抗生素及适量糖皮质激素，注意观察疗效及血压变化，有无面色潮红、胃肠道不适、头痛、过敏反应等现象。

3. 切开排脓教育

（1）术前向患者说明切开排脓的目的及方法，安慰患者，减轻其紧张心理以配合医生。备好手术器械、吸引器和气管插管等。

(2) 观察切口脓液引流情况,如渗液较多应及时通知医生处理。

(3) 注意口腔清洁,漱口液含漱 3~4 次/天。

(4) 保持患者情绪平稳,避免情绪激动。

五、健康促进指导

(1) 注意营养,多饮水,促进机体康复。

(2) 咽部有异物感时及时就医,防止感染发生。

(3) 保持口腔卫生,早、晚及饭后漱口、刷牙。

(4) 积极治疗鼻腔、咽腔、中耳、牙齿等急性炎症。

(5) 劳逸结合,适当锻炼,增强体质。

（梁素青）

第六节　急性会厌炎患者健康促进教育

一、疾病概述

急性会厌炎（acute epiglottitis）是发生于会厌黏膜的急性非特异性炎症,又称为急性声门上喉炎。主要表现为会厌及杓会厌襞的急性水肿伴有蜂窝织炎性变,可形成会厌脓肿。亦可表现为因某种变应原引起的变态反应性炎症,异物、创伤、吸入有害气体、误咽化学物质、放射线损伤等均可引起会厌的急性炎症。全年均可发病,以早春、秋末发病者为多。男性患者较女性多,其比例为 2∶1~7∶1。

二、临床表现

(1) 起病急,多有发热、畏寒、头痛等全身不适。

(2) 喉痛剧烈,吞咽时加重,故常有唾液外溢。因会厌肿胀,患者语言含糊不清,似口中含物。

(3) 呼吸困难,患者可有喉部阻塞感,严重时甚至窒息死亡。

(4) 间接喉镜下见会厌红肿,舌面尤甚,重时可呈球形,若脓肿形成,会厌舌面可见黄白色脓点。

三、治疗原则

全身足量使用抗生素和糖皮质激素,局部雾化治疗,预防和解除喉梗阻。

(1) 控制感染。类固醇激素和足量抗生素联合应用。

(2) 严密观察呼吸情况,准确判断呼吸困难的程度,轻度呼吸困难者,可给予氧气吸入;中度或以上呼吸困难,经抗生素和糖皮质激素治疗病情未见好转,出现明显喉梗阻症状时,应及时实行气管切开术,以免发生窒息。

(3) 脓肿形成者,可在喉镜下切开排脓。

四、疾病教育

1. 心理

急性会厌炎病情发展迅速,如不及时治疗会影响患者的生命安全。护士在积极抢救、规范操作的同时,应耐心向患者及其家属讲解疾病的相关知识,取得患者配合,达到最佳效果。

2. 饮食

患者咽痛明显,尤其吞咽时加重,往往拒绝进食,应向患者讲明饮食的重要性。可选择营养丰富的流汁或半流饮食,如温牛奶、米汤或稀饭等,严禁刺激性或硬性食物。疼痛剧烈者,可根据患者的病情变化使用止痛药物。

3. 口腔卫生

保持口腔清洁,漱口液含漱3~4次/天,早、晚及饭后刷牙。

4. 休息

炎症期间注意休息,尽量减少活动以降低氧的消耗。

5. 用药

使用抗生素和糖皮质激素治疗时,应观察血压变化,有无头晕、面色潮红、胃肠道不适、过敏反应等。

6. 超声雾化吸入

向患者介绍超声雾化吸入器的作用及原理,雾化时要深呼吸,教会患者深呼吸配合雾化的方法,雾化结束后漱口。

五、健康促进指导

(1) 生活要有规律,饮食有节,起居有常,避免着凉。

(2) 加强身体锻炼,增强体质。

(3) 炎症期间禁食辛辣刺激性食品,禁烟酒,多吃水果,利于疾病的恢复。

(4) 如有上呼吸道感染及时就医,临近器官疾病如急性扁桃体炎、咽炎等应积极治疗。

(5) 糖尿病患者积极、规范控制血糖。

(甘建玲)

第七节　急性喉炎患者健康促进教育

一、疾病概述

急性喉炎是指喉黏膜及声带的急性炎症,为呼吸道常见的急性感染性疾病之一,占耳鼻咽喉科急诊的 1%～2%。可单独发生,也常继发于急性鼻炎及急性咽炎或急性传染病,如麻疹、百日咳、流感、猩红热等。男性发病率高于女性。此病多发于冬春两季。若发生于儿童,病情则较为严重。

二、临床表现

本病以犬吠样咳嗽、声嘶、喉鸣、吸气性呼吸困难为临床特征。

（1）起病急，多有发热、畏寒、头痛、全身不适，早期以喉痉挛为主，严重时可伴有呼吸困难。

（2）声音嘶哑，表现为阵发性"空"声咳嗽或犬吠样咳嗽，可有黏稠痰液咳出，声音变低沉、粗糙，多讲话可使症状加重，呈间歇性，日久演变为持续性。

（3）喉部分泌物增加，常伴有痰黏附，每当说话需咳嗽以清除黏稠痰液。

（4）喉部干燥，说话时伴喉痛。

（5）病情较重者可出现吸气性喉鸣及呼吸困难。胸骨上窝、锁骨上窝、肋间隙及上腹部软组织吸气时下陷（临床上称为三凹征），出现烦躁不安、鼻翼扇动、出冷汗、脉搏加快等症状，甚至引起呼吸循环衰竭、昏迷，导致死亡。

三、治疗原则

（1）不发声或尽量减少发声次数及发声强度，减少由于发声造成的双侧声带运动、互相摩擦引起的声带水肿。注意防止以耳语代替正常的发声，因为耳语不能达到使声带休息的目的。

（2）全身尽早予以足量抗生素、激素类制剂治疗，局部予以激素超声雾化吸入治疗。

（3）有轻度呼吸困难者，同时予以氧气吸入和适量镇静剂。

（4）重度喉阻塞或药物治疗无效者，应考虑行气管切开术。

（5）禁用吗啡及阿托品类药物，以免抑制呼吸和使呼吸道黏膜干燥。

四、疾病教育

（1）急性期尽量减少活动以降低氧的消耗。调整身心状态以提高自身免疫力。

（2）炎症期间，清淡饮食，避免刺激性食物，禁烟酒、多喝水。

（3）保持口腔卫生，养成晨起、饭后和睡前刷牙、漱口的习惯。

（4）保持室内空气新鲜，定时开窗通风，保持良好的卫生习惯。

(5) 使用抗生素及糖皮质激素治疗时,应注意观察病情及血压、血糖变化,有无面色潮红、胃肠道不适、过敏反应等。

(6) 向患者介绍超声雾化吸入器的作用原理,雾化时深呼吸,教会患者深呼吸配合雾化的方法,雾化结束后漱口、擦脸。

五、健康促进指导

(1) 加强身体锻炼,增强体质。

(2) 注意保暖,避免着凉,预防上呼吸道感染。

(3) 养成良好的生活规律,饮食清淡,多饮水,控烟酒。

(4) 指导正确用嗓,合理发声。

(5) 尽量避免接触导致慢性过敏性咽喉炎的致敏原,避免食用过敏性食物。

(甘建玲)

第八节　声带息肉患者健康促进教育

一、疾病概述

声带息肉好发于一侧或双侧声带的前、中 1/3 交界性边缘,为半透明、白色、粉色表面光滑的肿物,是常见的引起声音嘶哑的疾病之一。

二、临床表现

主要是较长时间的声音嘶哑,其程度与息肉大小及部位有关,通常息肉大者声嘶重,反之声嘶轻。息肉长在声带游离缘处声嘶明显,长在声带表面对发声的影响小,广基的大息肉可引起失声。声带息肉巨大者可堵塞声门引起吸气性喉喘鸣和呼吸困难。

三、治疗原则

声带息肉以手术切除为主,辅以糖皮质激素、抗生素及雾化吸入等治疗。

四、术前健康教育

(1)术前了解患者的心理问题,向患者详细讲解手术的注意事项,解除患者的紧张情绪。向患者解释手术的目的、基本过程、术中可能出现的不适以及如何与医生配合。

(2)指导患者正确用嗓,合理发声,禁食辛辣刺激食物,戒烟酒。

(3)推行 ERAS 在外科病房的实施,根据患者手术预计安排时间,术前 8 小时内禁固体饮食,6 小时内禁乳类饮食,2 小时内禁水。

(4)手术晨遵医嘱执行特殊用药,监测生命体征,更换手术衣,排空大小便,再次询问女性患者是否在月经期,等待手术室接患者。

(5)患者进手术室前取下活动性义齿、配饰物品如手表、耳环、戒指、手镯、眼镜(包括隐形眼镜)等,贵重物品交患者家属妥善保管,带上相关影像资料,家属陪同送至手术室并在等待区等候。

五、术后健康教育

1. 体位

麻醉未清醒给予平卧位,头偏向一侧,全麻清醒后,取舒适卧位。

2. 病情观察

观察患者呼吸频率、节律变化以及口腔分泌物的颜色、量和性质,遵医嘱给予雾化吸入治疗。

3. 饮食

麻醉清醒后进食温凉流质食物如牛奶、米汤,逐步过渡至温凉软食如稀饭、面条,禁食过烫、辛辣刺激的食物。

4. 休声

术后休声1~2周,使声带充分休息,减轻声带充血水肿。如为双声带息肉摘除者则应缩短禁声时间,鼓励适当讲话,多做呼吸运动,促进声带活动,以防止声带粘连。

六、健康促进指导

(1) 注意保暖,防止感冒、咳嗽;若有上呼吸道感染,应尽量少语,使声带休息,并积极治疗。

(2) 加强锻炼,增强体质。

(3) 指导嗓音训练或到嗓音训练门诊进行嗓音恢复训练。

(4) 培养良好的用声习惯:讲话适量,勿过度用嗓,避免高声或长时间喊叫,保持正确发音方法及程度,以免引起声音嘶哑。

(5) 戒除吸烟、酗酒等不良习惯,忌辛辣刺激性食物。

(6) 工作环境如有有害气体或粉尘,应注意戴口罩防护。

(孙　芸)

第九节　声带小结患者健康促进教育

一、疾病概述

声带小结又称为歌者小结,典型的声带小结为双侧声带前、中三分之一交界处对称性结节状隆起。

二、临床表现

主要为声嘶,早期程度较轻,为声音稍"粗"或基本正常,仅用声多时感到疲劳,时好时坏,呈间歇性。以后逐渐加重,由间歇性发展为持续性。

三、治疗原则

(1) 禁声。早期声带小结可通过禁声使声带休息,小结可自行消失。进行一段时间(约3个月)的发声训练,改变错误的发音习惯,也可成功治疗声带小结。儿童声带小结可在青春期自然消失。

(2) 药物治疗。中成药治疗,如金嗓散结丸等。

(3) 如果有胃食管反流疾病,积极治疗,避免胃食管反流液长时间刺激咽喉。

(4) 手术。经保守治疗无效者可在表面麻醉下经电子喉镜或纤维喉镜行声带小结切除,也可在全麻下经支撑喉镜行喉显微手术切除。

四、术前健康教育

(1) 术前了解病人的心理问题,向病人详细讲解手术的过程及注意事项,解除患者的紧张情绪。

(2) 告知病人减少讲话以避免声带水肿。

(3) 术前8小时内禁固体饮食,6小时内禁乳类饮食,2小时内禁水。

(4) 手术晨遵医嘱执行特殊用药,监测生命体征,更换手术衣,排空大小便,再次询问女性患者是否在月经期,等待手术室接患者。

(5) 患者进手术室前取下活动性义齿、配饰物品等,贵重物品交患者家属妥善保管,带上相关影像资料,家属陪同送至手术室并在等待区等候。

五、术后健康教育

(1) 体位。麻醉未清醒给予平卧位,头偏向一侧,全麻清醒后,取舒适卧位。

(2) 饮食。病人完全清醒后可少量饮水,进食温凉的流质或半流质饮食,避免进食辛辣刺激性食物。

(3) 病情观察。密切观察生命体征,尤其是呼吸情况,如出现呼吸困难及时通知医生。

(4) 药物治疗。遵医嘱给予雾化吸入,以预防感染及减轻声带水肿。

(5) 休声。术后休声2周,使声带充分休息,减轻声带充血水肿。

（6）指导嗓音训练或到嗓音训练门诊进行嗓音恢复训练。

六、健康促进指导

（1）加强锻炼，增强抵抗力，预防上呼吸道感染。

（2）指导患者正确的发音方法，防止过度用嗓。对于教师、文艺工作者更要注意正确的发声方法，感冒期间尤须注意，劳逸结合，避免长时间用嗓及高声喊叫。

（3）嘱戒烟酒，养成良好的饮食习惯，避免进食辛辣刺激性食物。

（4）术后根据声带恢复情况按医嘱门诊复诊。

（5）嗓音保健。

① 多饮水，尽量减少食用辛辣、油腻及煎炸等刺激性食物，减少摄入咖啡、巧克力、酒及薄荷糖，禁止吸烟。

② 避免大喊大叫，调节控制情绪，说话放慢语速，避免清嗓。

③ 避免胃食管反流，餐后2小时内勿进行体育锻炼或歌唱训练，睡前3小时尽量不进食，并可适当垫高床头。

（孙　芸）

第十节　鼻咽纤维血管瘤患者健康促进教育

一、疾病概述

鼻咽纤维血管瘤（angiofibroma of nasopharynx）为鼻咽部最常见的良性肿瘤，由致密结缔组织、大量弹性纤维和血管组成，常发生于10～25岁青年男性，故又名"男性青春期出血性鼻咽纤维血管瘤"。

二、临床表现

（1）鼻出血常为本病的早期症状，可间断发生，逐渐发展为持续的顽固性出血,反复大量出血可导致患者发生失血性贫血。除鼻出血外,患者还可有不同程度的鼻塞,初期为单侧,后累及双侧,呈进行性加重,晚期患者可感闭口呼吸困难,常需张口呼吸,进而常感咽干口苦,说话时鼻音重,睡眠时有鼾声,夜晚常在睡眠中被憋醒。

（2）随着鼻咽纤维血管瘤的不断增大,可压迫咽鼓管口,患者可出现耳闷、耳鸣、听力障碍、中耳炎等症状。瘤体压迫鼻窦口可引起鼻窦炎;侵入眼眶可使患者眼球移位、复视、失明及面部出现严重畸形;压迫颅神经时,患者可有头痛及相应的颅神经损伤症状。

三、治疗原则

一般采用手术治疗。根据肿瘤的范围和部位采取不同的手术进路。肿瘤位于鼻咽部或侵入鼻腔鼻窦者,采用硬腭进路;肿瘤侵入翼腭窝者,采用硬腭进路加颊侧切口;肿瘤侵入颅内者,需采用颅颌联合进路。由于手术中出血较多,术前行血管栓塞,术中进行控制性低血压可减少术中出血。采用鼻内镜下行鼻咽纤维瘤切除术的优点是利用内镜不同角度视野,在内镜视屏下探查瘤体根蒂进行分离,可减少盲区。但应严格掌握手术适应证,侵入颅内者不宜单独使用,需与相关科室联合进行。

四、术前健康教育

（1）重视患者情绪反应,稳定情绪,积极配合治疗。

（2）完善术前各项检查;剪双侧鼻毛,男性剃净胡须;根据医嘱做抗生素皮试、交叉配血;术前8小时内禁固体饮食,6小时内禁乳类饮食,2小时内禁水。

（3）疼痛教育,指导患者根据疼痛评估工具准确进行自我疼痛评估。

（4）行为训练指导,包括堵鼻吞咽训练、经口呼吸训练及床上排便训练等,使患者提前感知术后出现的相应不适症状,提高患者手术适应力,有效缓解术后躯体化症状。

（5）数字减影血管造影（digital subtraction angiography, DSA）动脉血管栓塞术前的护理:术前1天为患者行碘过敏试验;做好双侧股动脉区术野皮肤准备,备皮范围为:上至脐部水平,下至大腿上1/3处,包括会阴部的皮肤。告知患者术前禁食2小时。

（6）手术晨遵医嘱执行特殊用药,监测生命体征,更换手术衣,排空大小便,再次询问女性患者是否在月经期,等待手术室接患者。

（7）患者进手术室前取下活动性义齿、配饰物品如手表、耳环、戒指、手镯、眼镜（包括隐形眼镜）等,贵重物品交患者家属妥善保管,带上相关影像资料,家属陪同送至手术室并在等待区等候。

五、术后健康教育

1. 术后体位

全麻术后患者神志清醒,生命体征平稳后可给予半卧位。

2. 病情观察

密切监测生命体征至平稳,保持呼吸道通畅,及时吐出或吸出呼吸道及口内分泌物、呕吐物。密切观察有无呼吸道梗阻或窒息等意外。

3. 伤口护理

（1）鼻额部冷敷,少量出血时,给予呋麻液滴鼻。

（2）术后鼻腔可有少许渗血,痰中带少许血丝,因鼻腔填塞可有轻度头痛、鼻部胀痛、溢泪等症状,这些都属正常现象,如有其他不适,应及时通知医师处理。

（3）注意鼻腔填塞物有无松动或脱落。

4. 饮食

根据 ERAS 的建议,1～2 小时给予少量饮水,4～6 小时逐步过渡到软食。给予高热量、易消化的饮食,给予足够的维生素。忌辛辣刺激、过烫、过硬食物,多吃蔬菜、水果,保持排便通畅。

5. 心理护理

护士应给予更多的关心,耐心倾听患者主诉,应予以讲解相关知识,为患者及其家属提供相应的心理支持。

6. 并发症的预防和护理

（1）鼻腔填塞物一般 48～72 小时后取出,以免再次出血。

（2）手术后第 3 天,可使用氯化钠溶液喷鼻,加快鼻腔填塞物的溶解吸收。

（3）预防上呼吸道感染,给予滴鼻液滴鼻,指导患者勿用力擤鼻、打喷嚏。

（4）注意观察鼻腔渗血情况,如后鼻孔有血液流下,指导患者吐出,以便观察出血量,如出血较多,及时通知医生处理。

（5）观察患者全身状态,有无贫血、休克等急症。

7. DSA 动脉血管栓塞术后的护理

术后穿刺部位用盐袋压迫 6 小时,严密观察穿刺部位有无渗血和血肿;术侧肢体伸直制动 12 小时,24 小时后方能下床活动;密切观察患者的生命体征,观察患者肢体的皮肤温度、颜色、足背动脉搏动情况,观察肢体感觉的变化;注意观察有无剧烈的头痛、头晕、失语、偏瘫等脑栓塞症状;注意观察有无面瘫及视力下降情况。患者术后可正常饮食,指导患者多饮水以利于造影剂尽快排出。

六、健康促进指导

（1）养成良好的生活起居习惯,劳逸结合。

（2）合理饮食,戒烟酒,保持排便通畅。

（3）正确使用滴鼻剂,勿用力擤鼻、挖鼻,预防感冒,避免粉尘刺激。

（4）定期复诊。若发现有口鼻腔出血、双侧鼻塞、反复大量流涕、嗅觉减退、耳鸣、耳闷、眼球运动障碍、视力下降、眼球移位突出、鼻腔有清亮不凝固的液体流出或有活动性出血等,应及时就医。

（方　俊）

第十一节　鼻咽癌患者健康促进教育

一、疾病概述

鼻咽癌是指发生于鼻咽腔顶部和侧壁的恶性肿瘤。它是我国高发恶性肿瘤之一,发病率为耳鼻咽喉科恶性肿瘤之首。常见临床症状为鼻塞、涕中带血、耳闷堵感、听力下降、复视及头痛等。鼻咽癌的流行特点为具有家族聚集性,且患者分布相对较集中;致病因素比较稳定且长期存在;发病年龄早,少年时期即已遭受致癌因素的作用。鼻咽癌大多对放射治疗具有中度敏感性,放射治疗是鼻咽癌的首选治疗方法。但是对较高分化癌,病程较晚以及放疗后复发的病例,手术切除和化学药物治疗亦是不可缺少的手段。

二、临床表现

1. 鼻塞

鼻塞是鼻咽癌的一个早期症状。大多表现为单侧鼻塞,当鼻咽肿瘤增大时,可能出现双侧鼻塞。

2. 涕血

涕血是鼻咽癌的另一个早期症状,表现为鼻涕中带血,或表现为从口中回吸出带血的鼻涕,又称为"回吸性血涕"。涕血常发生在早晨起床后。涕血量不多时,经常被患者疏忽,误认为是鼻炎或鼻窦炎,或被当作咯血到内科就诊。

3. 耳鸣、听力下降

耳鸣、耳闷塞感及听力下降也是鼻咽癌的早期信号。该症状是由于鼻咽癌新生物堵塞患侧咽鼓管口所致。听力降低也可能是鼻咽癌进一步恶化损伤听力神经所致。耳鸣和听力下降常被误诊为中耳炎或是其他疾病,以致耽误治疗。

4. 头痛

初诊鼻咽癌时,大约70%的患者有头痛症状。鼻咽癌的头痛症状常表现为偏头痛、颅顶枕后或颈项部疼痛。鼻咽癌头痛大多与癌组织侵犯颅底骨质、神经和血管有关。

5. 颈部淋巴结肿大

不少鼻咽癌患者往往是自己无意中在脖子上触摸到"包块"而就医。这种"包块"其实是肿大的淋巴结。早期鼻咽癌患者的颈部淋巴结肿大,所以常被误诊为炎症。对于经消炎治疗无缩小,甚至持续迅速增大的颈部肿块,尤其是质地较硬、活动度差、多个互相融合成团的无疼痛颈部肿块,需要及时就诊。

三、治疗原则

（1）放射治疗为主,残余病灶可手术切除,辅以化疗。

（2）手术治疗。手术治疗适用于鼻咽部局限性病变经放疗后不消退或复发者。颈部转移性淋巴结,放疗后不消退,呈活动的孤立性包块,鼻咽部原发灶已控制者,可行颈淋巴结清扫术。

（3）一般治疗。调适心理,对症治疗。

四、疾病教育

（1）鼻黏膜干燥时可给予复方薄荷油滴鼻,口干时鼓励多饮水,可用参须等中药泡水口服。

（2）保持口腔清洁,口腔黏膜有溃疡时遵医嘱涂擦药物,有条件的可行氦氖激光照射＋口腔护理液漱口,疼痛时可使用 1% 丁卡因喷雾,口唇干燥时可涂石蜡油。

（3）注意保持放疗区域皮肤清洁,用温水清洗,不可搔抓。

（4）保持眼、耳、鼻部清洁,禁用手挖耳、鼻部,预防感染。每日用温热淡盐水冲洗鼻、咽 1～2 次。

（5）注意鼻腔及鼻咽部有无流血,如少量出血可用 1% 麻黄碱棉球填塞,行鼻腔填塞后应避免咳嗽、打喷嚏,可做深呼吸,用舌尖顶上腭等动作来进行克制。双鼻腔堵塞后,可经口呼吸,口唇覆盖湿润的纱布,预防黏膜干燥。鼻咽大出血时保持情绪稳定,立即平卧,头偏向一侧,吐出口腔积血防止窒息。做好口腔护理,发现异常及时报告处理。

（6）放化疗期间注意保护血管,注射部位禁热敷,每日饮水 3000 mL 左右,用温热淡盐水漱口,保持口腔清洁,饮水以白天为主,以防止夜间排尿次数增多影响休息。

五、健康促进指导

（1）合理安排日常生活,劳逸结合,戒烟酒,保证良好睡眠。

（2）进食高蛋白、高热量、高维生素饮食，多吃水果，改善营养状态，增强机体免疫功能和抵抗力。

（3）坚持功能锻炼，放疗出院后坚持张口锻炼、转颈运动、鼻咽冲洗，以减少放疗后遗症的发生。

（4）定期检查血常规，防止感染，放疗区域皮肤用温水清洗，不可搔抓，注意口腔卫生，适当中药调理。

（5）指导患者放疗后定期复查。出现颈部包块、鼻腔出血或原有症状加重等应随时就诊。

（6）孕龄妇女要避孕2～3年，坚持复诊，待病情稳定3年后再考虑生育问题。

（张银花）

第十二节　喉乳头状瘤患者健康促进教育

一、疾病概述

喉乳头状瘤是喉部最常见的来源于上皮的良性肿瘤，分为幼年型和成年型。幼年型10岁以下儿童多见，好发于5岁前，成年型多发于20～40岁。儿童乳头状瘤极易局部复发，又称为复发性呼吸道乳头状瘤，但随年龄增长有一定的自限趋势。成年型有癌变的可能。该病多认为是由人乳头状瘤病毒所致，亦可能与喉的慢性炎症刺激及内分泌失调等因素有关。

二、临床表现

进行性声嘶，严重者出现失声、喉喘鸣及呼吸困难。晚期可出现喉疼痛及刺激性咳嗽。儿童因喉腔较小，肿瘤生长较快，且呈多发性，极易发生喉阻塞。

三、治疗原则

手术切除是首选的治疗方法，辅以药物治疗。目前方法有支撑喉镜下采用喉显微冷器械、CO$_2$激光、KTP激光、光动力、切割钻、超声波、射频治疗等切除肿瘤，也可应用低温等离子切除喉乳头状瘤。并发喉梗阻者应行气管切开术。药物包括各种抗病毒、免疫治疗方法，其中干扰素具有调节免疫系统功能、抗病毒及抵制细胞分裂增殖的作用。另外，近几年新的治疗药物不断涌现，人乳突状瘤病毒疫苗的研究也取得了长足的进展。成人乳头状瘤多次复发者，要注意有癌变的可能。

四、术前健康教育

1. 安全指导

保持情绪稳定，禁止离开病区，避免小儿哭闹和随意跑动，以免增加耗氧量引起呼吸困难。Ⅱ度及以上呼吸困难给予氧气吸入，床头备好气管切开包及合适规格的套管、吸引器、气管切开护理盘，随时准备急诊手术；嘱病人卧床休息，必要时协助医生行气管切开术。行气管切开后，一般在短期内不能拔管，必须向病人及家属反复强调说明，使其积极配合治疗。

2. 病情观察

严密观察有无声嘶、呼吸困难加重（喉喘鸣、鼻翼扇动、点头呼吸、口唇及甲床发绀等）立即通知医生紧急处理，遵医嘱进行吸氧、血氧监测、雾化吸入、用药、检查和化验。

3. 体位

宜取半卧位，睡眠时采取侧卧位或半卧位。

4. 积极完善术前检查及宣教

向患者及其家属介绍疾病、主要治疗方法及手术方式，术前检查目的及配合，按ERAS指南宣教禁食水准备、介绍麻醉和手术流程，减轻对手术的恐惧，积极配合治疗。

五、术后健康教育

1. 观察呼吸情况

手术后1～2天可能因麻醉插管致喉黏膜损伤、出血及分泌物排出困难等导致喉水肿、喉痉挛,要密切观察呼吸频率、节律、深浅度、面色、血氧饱和度等。必要时应遵医嘱及时给予地塞米松静脉注射及雾化吸入;及时吸出或轻咳排出血液及分泌物;备好气管切开包及其他抢救物品。已行气管切开者行气管切开护理。

2. 体位

全麻清醒、生命体征稳定后,给予半卧位或抬高床头 15°～30°。

3. 观察出血

观察口中和气道内(已行气管切开者)分泌物的颜色、性状及量。如有活动性出血,及时报告医生,冷敷颈部和吸出气道内血液,遵医嘱使用止血剂等处理。

4. 饮食

从温凉流质饮食或半流质饮食,逐渐过渡到普食。

5. 发声护理

反复多次手术,患者容易出现喉狭窄和发声障碍,术后鼓励患者深呼吸,防止声带粘连;行气管切开者可使用纸笔、书写板,配合手势、表情、目光等方式进行交流。教会患者用手指堵塞套管口进行发声。

6. 用药护理

用药前告知病人及家属用药的目的、意义、方法及注意事项等。

(1) 干扰素。干扰素可全身注射和肿瘤基底部局部注射。使用后可能发生恶心、高热、皮疹、关节疼痛及肝功能异常等反应,应鼓励患者多喝水。高热患者一般24 小时后可逐渐恢复正常,勿抓挠皮肤,监测血常规及肝功能等。局部用药可减轻药物不良反应。

(2) 西多福韦。西多福韦是目前最常用的抗病毒辅助药物,喉乳头状瘤手术时病变内注射西多福韦。不良反应包括蛋白尿、血清肌酸酐升高、中性粒细胞减少、发热和酸中毒。应及时观察并对症处理。

7. 心理护理

由于本病易复发,患者需反复、多次接受住院和手术治疗,影响了患者的正常工作、生活和学习,也给患者家庭带来沉重负担,患者和家属容易出现不同程度的心理反应(如焦虑、抑郁等),应密切关注患者和家属的心理状况,给予充分的心理支持,科学对待该疾病,耐心听取患者诉求,及时向护士长或床位医生反馈,组织并鼓励病区内同种患者及其家属相互沟通、分享经验和经历,以减轻不良心理状态,提高患者的依从性,增强自信心。

六、健康促进指导

(1) 上呼吸道保护。保暖,预防上呼吸道感染。戒烟酒、忌辛辣刺激性食物;注意口腔卫生。

(2) 活动指导。加强锻炼,增强体质,但避免活动过度加重呼吸困难。

(3) 套管家居护理(见第十三节相关内容)。

(4) 指导患者进行嗓音训练或到嗓音训练门诊进行嗓音恢复训练。

(5) 复诊。出院后 1 个月复查,以后遵医嘱复诊。

(6) 由于小儿喉乳头状瘤极易复发,指导家长学会观察患者呼吸情况,根据有无喉鸣、口唇青紫以及烦躁等表现来判断患者是否有呼吸困难。如有异常,立即到耳鼻喉科门诊就诊,明确诊治。

(朱 莉)

第十三节 喉梗阻患者健康促进教育

一、疾病概述

喉阻塞又称喉梗阻,因喉部或其邻近组织的病变,使喉部通道发生阻塞,引起呼吸困难,是耳鼻喉科常见的急症之一,治疗不及时可引起窒息死亡。由于幼儿喉腔较小,黏膜下组织疏松,神经系统不稳定,故发生喉阻塞的机会较成人多。

二、临床表现

1. 吸气性呼吸困难

它是喉阻塞的主要症状。表现为吸气运动加强,时间延长,吸气深而慢,但通气量并不增加。

2. 吸气性喉喘鸣

喉喘鸣声的大小与阻塞程度呈正相关,重者喘鸣声甚响。

3. 吸气性软组织凹陷

胸壁及其周围软组织,如胸骨上窝,锁骨上、下窝,胸骨剑突下或肋间隙、上腹部于吸气时向内凹陷,称此为四凹征。凹陷程度与呼吸困难程度呈正相关。儿童的肌张力较弱,此凹陷症状特别显著。

4. 声嘶

病变位于声带则出现声音嘶哑,甚至失声。

5. 发绀

因缺氧而面色青紫,吸气时头后仰,坐卧不安,烦躁不能入睡。晚期可出现脉搏微弱、快速,心律不齐,心力衰竭,最终发生昏迷而死亡。

三、治疗原则

对急性喉阻塞患者,必须争分夺秒,迅速解除呼吸困难,以免造成窒息或心力衰竭。根据病因及呼吸困难的程度,采用药物或手术治疗。

一度:明确病因,积极病因治疗(喉异物取出或咽后脓肿切开术)。如由炎症引起,可使用足量抗生素和糖皮质激素。

二度:因炎症引起者,用足量有效的抗生素和糖皮质激素。若为异物,应尽快取出;如喉肿瘤、喉外伤等一时不能去除病因者,可考虑做气管切开术。

三度:由炎症引起且喉阻塞时间较短者,密切观察下可积极使用药物治疗,并做好气管切开术的准备。如果未见好转，全身情况较差时，宜及早行气管切开术。如为肿瘤，则应行气管切开术。

四度：立即行气管切开术。病情紧急时可先行环甲膜切开术。

四、术前健康教育

1. 评估病情

评估呼吸困难发生的时间、程度及诱因等，近期病史（有无喉外伤、异物史、肿瘤史、气管插管史、接触过敏源等），评估患者有无声嘶、呼吸困难表现（烦躁、呼吸急促、吸气性呼吸困难、喉喘鸣、鼻翼扇动、口唇及甲床发绀、点头呼吸等），病情变化时立即通知医生紧急处理。对患有呼吸道传染性疾病的患者，按院感管理办法处理。

2. 准备急救物品

床边紧急气管切开备物应包括同型号或小一号气管套管、气管切开包、负压吸引装置、吸氧装置、照明灯和医护人员防护用品等。

3. 保持呼吸道通畅

（1）吸氧。遵医嘱吸氧。

（2）环境。取半坐卧位，卧床休息，保持病室安静，减少外界刺激，家长要安抚好小儿，尽量避免哭闹，以减少耗氧量。

4. 建立静脉通道

遵医嘱及时、准确地使用抗生素和激素等药物。

5. 饮食

进食温凉、无刺激性流质饮食，拟急诊手术者按要求禁食、禁饮。

6. 心理护理

安慰患者保持镇静，减少耗氧量。向患者及其家属宣教喉梗阻发生的原因、治疗方法和疗效。对喉梗阻较严重需行气管切开者要充分沟通气管切开的重要意义,以免患者因顾虑影响生长发育或外形美观而拒绝手术,延误救治时机。

五、术后健康教育

1．术后监测

密切监测生命体征变化(特别是血氧饱和度)。既往有三高或脑梗病史患者要严密观察血压、血糖、心率等。

2．气管套管护理

(1) 评估。根据患者情况评估固定带的松紧度及固定的有效性(至少每日检查套管系带的松紧度,以患者一指为宜)、气管套管耐受度、气管是否通畅、有无移位及脱管、有无气管切开伤口局部并发症等。气囊套管的气囊压力按气管切开非机械通气患者气道护理规范管理。

(2) 气道湿化。评估气道湿化效果(湿化满意:痰液稀薄,能顺利吸出或咳出,呼吸顺畅,患者安静;湿化不足:痰液黏稠,不易吸出或咳出,吸气性呼吸困难,口唇发绀;湿化过度:痰液稀薄,不断咳嗽,烦躁不安);湿化方式及频率应根据患者的病情、活动度、呼吸功能、痰液的颜色、性状和量等综合因素考虑选择持续或间歇气道湿化,用 0.45% 或 0.9% 氯化钠溶液或遵医嘱加入化痰药湿化气道。

(3) 气道吸引。当患者出现以下情况之一时应进行气道吸引:① 闻及痰鸣音或气管造瘘口可见痰液;② 咳嗽排痰无力;③ 血氧饱和度下降至 95% 以下;④ 双肺听诊大量湿啰音,怀疑是气道分泌物所致;⑤ 怀疑为内容物反流误吸或上气道分泌物误吸;⑥ 需要获取痰液标本;⑦ 其他经临床专业判断认为需要行气道吸引。

(4) 套管清洗消毒。每日 2～3 次清洗消毒内套管,清洗消毒后应立即放回,以防外套管被分泌物阻塞。如分泌物较多、痰液黏稠或小儿气管切开者,应增加清洗次数。

(5) 气管垫更换。① 每日更换气切纱布,观察痰液性状及纱布情况,纱布潮湿污染时增加更换次数或用伤口敷料换药;② 观察有无气管造瘘口感染(红肿、渗出、肉芽组织、异味、不适等)。

(6) 环境管理。室内保持温度 22～24 ℃,湿度在 70%～80%,套管口覆盖湿纱布,遵医嘱给予雾化吸入;限制陪护,按院感要求每日开窗通风。

(7) 并发症观察与护理。

① 窒息。评估有无痰痂堵管、外套管脱出气管外或大出血堵塞气道,若引起患者呼吸费力、面色潮红、口唇青紫、双手乱抓,应立即取出内套管,行气管内吸引痰液或血液。若吸痰管置入困难或气管套管口测不到气流,应立即通知医生急救。

② 出血。评估是局部少量渗血还是活动性出血。少量出血在套管周围填入碘仿纱条压迫止血,大出血配合医师立即更换气囊套管或麻醉插管,以气囊充气压迫止血,同时积极准备打开伤口,结扎出血点。

③ 纵隔气肿和气胸。观察是否存在呼吸困难(呼吸型态、肺部呼吸音、血氧饱和度),重视小儿气胸、胸闷等临床表现。

④ 皮下气肿。观察颈周有无皮下气肿,严重者蔓延至颌面部、胸、背、腹部等。正常情况下皮下气肿1周左右可自然吸收,要注意其消长情况及对呼吸的影响。

⑤ 气管食管瘘。观察进食时有无呛咳或进食后伤口或引流管有无食物残渣。

(8) 拔管观察与护理。喉阻塞解除,呼吸恢复正常,可考虑拔管。拔管前应试堵管24~48小时,观察呼吸是否正常,如活动或睡眠时呼吸平稳,方可拔管,堵管期间禁止离开病区,如堵管过程中病人出现呼吸困难,应立即拔出堵管塞子。床头备气管切开用品以防患者呼吸困难需行紧急气管切开。拔管后不需缝合,用蝶形胶布拉拢并固定创口,数天后即可自愈。

3．心理护理

术前患者因呼吸困难有恐惧和危机感,护士要积极告知喉梗阻病因、治疗方法、疾病预后。严密观察呼吸,及时用药,多巡视多解答并积极做手术准备。术后患者因颈部佩戴气管套管,暂时不能正常与人交流,担心不能拔管和正确护理,易产生自卑和焦虑心理。护士要认真演示和指导套管护理,使患者配合治疗和护理。

六、健康促进指导

(1) 居室温湿度适宜,避免剧烈活动,以免再次出现呼吸困难。

(2) 禁食辛辣刺激性食物。控烟酒,养成良好的进食习惯,吃饭时要专心,不要大声谈笑;家长应注意不要给小儿吃豆类、花生、瓜子等食物,防止异物吸入。

(3) 宣教再次喉阻塞的原因和严重危害,积极治疗原发疾病,强调防止呼吸道感染;有药物过敏史者应避免与变应原接触等。

(4) 气管套管家居护理指导。

① 清洗消毒气管内套管。

② 更换气管垫。

③ 湿化气道,清除痰液。告知患者空气不经口鼻加温加湿,湿化气道特别重要,否则会造成痰痂堵塞危及生命。若有痰液咳出需要及时拭去,切勿吸回。如自觉咳痰困难,或清洗套管时发现有痰痂,则为气道干燥所致,特别是在冬天,要多喝水,并加强气道的湿化。

④ 固定系带管理。打结于颈侧,松紧度以能放入一指为宜,每日检查。

⑤ 生活注意事项。外出时佩戴颈前围巾或无喉专用呼吸罩。以防止吸入灰尘及异物,寒冷天气可防止冷空气直接吸入肺内,导致刺激性咳嗽。禁止游泳等水上运动,淋浴时花洒等不能直接对准造瘘口,盆浴时水不可超过气管套管,避免穿过紧的高领衣服,以免完全封闭管口导致不适。

⑥ 并发症观察与急救。知晓套管滑脱、堵塞、造瘘口感染、肺炎、出血、呼吸困难等并发症表现及如何处理(就近急救或上级医院复诊),定期到医院复查。

⑦ 合理饮食,均衡营养,避免辛辣刺激食物,高蛋白、低脂肪、高维生素饮食。

⑧ 适当运动,注意劳逸结合。中老年人宜步行运动,运动时减少颈部活动,运动环境宜空气良好无污染。提高机体的抵抗力,防止上呼吸道感染。

⑨ 建立自信心,积极参与社会活动,提高生活质量。

(卫琦琼)

第十四节　喉癌患者健康促进教育

一、疾病概述

喉癌是发生于声门上区、声门区及声门下区的恶性肿瘤的总称,占全身恶性肿瘤的 1%～5%,多发生于 50～70 岁男性,发病有明显的地域性特点。病理可分为菜花型、溃疡型、结节型及包块型。根据解剖部位,喉癌可分为声门上癌、声带癌及声门下癌。声门上癌的淋巴结转移较常见,声带癌较少出现淋巴结转移,发生于喉的转移癌较为少见,晚期下咽癌及甲状腺癌可累及喉腔。喉癌的血行转移少见,可发生于疾病的晚期。最常见的转移部位为肺,其次为肝和骨。

二、临床表现

（1）声音嘶哑。声带癌早期可出现声音嘶哑，声门上癌及声门下癌局部侵犯声门区时也可出现声音嘶哑。

（2）咳嗽、血痰、疼痛、咽喉不适、异物感为喉癌的非特异性症状。血管受侵犯或肿瘤自身破溃时可出现痰中带血，甚至大咯血。

（3）进食呛咳。多由于肿瘤影响环杓关节运动或侵犯喉返神经及喉内肌发生。声门上癌尤其是会厌癌，可出现呛咳。高龄患者严重的呛咳可导致吸入性肺炎。

（4）呼吸困难。声门区为上呼吸道最狭窄的部位，声门癌多见呼吸困难。声门上癌及声门下癌肿瘤较大时也引起呼吸困难。当肿瘤合并感染导致其充血水肿、声门上癌的脱垂遮盖喉入口时均可出现急性上呼吸道梗阻，危及生命，需立即急诊处理。

（5）吞咽困难。多见于晚期的声门上癌，多因其阻挡效应及影响吞咽运动所导致。晚期喉癌也可导致进行性吞咽困难，并多伴有呛咳。

（6）颈部包块。多由肿瘤侵犯颈部肌肉、甲状腺等颈前软组织甚至突破皮肤呈外生样生长。可在颈侧区扪及转移的淋巴结。

（7）营养不良。晚期患者可出现恶病质。

三、治疗原则

采取手术为主、放化疗为辅的综合治疗。放疗是部分早期喉癌及低分化、未分化癌的首选治疗方式；化疗分为诱导化疗和辅助化疗。喉癌的手术方式包括以下几种：喉部分切除术（喉显微二氧化碳激光手术、垂直半喉切除术、水平半喉切除术、喉裂开等）、喉全切除术、喉全切除术后喉功能重建等。

四、术前健康教育

1. 心理护理

评估患者心理状态，予以心理指导。患者对癌症有恐惧感，特别担忧预后，要倾听患者的主诉,对患者的心情和感受表示理解和认同,安慰患者。可利用疾病和气管切开居家护理图册和微课视频讲解相关知识,安排手术后自护能力好的喉癌患者和家属进行同伴教育,传授经验,现身说法鼓励患者积极乐观地应对疾病和手术。鼓励其面对现实,积极配合治疗,同时鼓励家属多陪伴患者,予以情感支持。

2. 疾病和手术宣教

讲解疾病、手术和麻醉知识。特别是提醒患者及其家属术后有套管不耐受及睡眠障碍、交流障碍、进食障碍、中重度疼痛、头面部肿胀、活动受限等不适,引导患者及其家属提前做适当的心理准备。

3. 术前严密观察呼吸

避免激烈运动。防止上呼吸道感染。有呼吸困难者,应卧床休息,以降低机体耗氧量。必要时床旁备气管切开包。呼吸困难者按喉阻塞护理。

4. 气管造口知识宣教

讲解气管切开的目的、意义和适应证。气管切开术后告知呼吸方式由口鼻呼吸改为气管套管进行呼吸,会有呛咳等不适,务必配合护士积极湿化气道、早期下床活动、拍背咳痰、按需吸痰等,防止痰液黏稠阻塞气道。

5. 交流方式指导

掌握术后失语沟通方法。学会使用床头呼叫器,备好笔、纸或写字板,不会写字的患者在术前与其进行沟通,掌握几个简单手势、准备好图片或制作简单的示意图等。

6. 用物准备

准备好胃管、型号合适的气管套管、影像学资料、术中用药及病历带入手术室。床边备气管切开盘、鼻饲用物、全麻手术物品及镜子、纸巾、书写用的笔和纸等。交代照顾者配合护士观察和护理患者的重点内容。

7. 风险管理宣教

由于患者多为高龄,实施了大手术后,留置气管套管、胃管、引流管和导尿管等多管道,治疗补液量大,体质虚弱等,故存在压疮、跌倒坠床、管道滑脱、深静脉血栓等风险,护士要宣教相关风险的概念、发生原因和预防措施,告知家属如何配合医务人员护理。

8. 饮食、营养宣教

术前营养评估,指导高蛋白、高热量、高维生素、易消化饮食,忌辛辣及刺激性食物,禁烟酒。营养不良者加强营养支持。

9. 快速康复指导

宣教按 ERAS 指南予术前 8 小时内禁固体饮食,6 小时内禁乳类饮食,2 小时内禁水。指导翻身拍背、深呼吸、有效咳嗽咳痰(先深吸气 2 次后屏气,再用力咳出,同时可用手轻轻按压伤口,以减轻疼痛);指导床上踝泵运动及早期下床活动"三步法"。

10. 疼痛管理指导

教会患者准确运用疼痛评估量表并报告医护人员及时处理。

五、术后健康教育

1. 生命体征监测

解释监护仪上各数值代表的生命体征及其正常范围,尤其关注血氧监测和呼吸。

2. 体位

全麻患者清醒后,取半卧位或舒适体位,以利于颈部伤口引流,减轻颈部组织充血、水肿。避免头颈部过伸、悬空及头部过度活动,影响伤口愈合。鼓励早期床上活动,以增加肠蠕动,避免发生下肢深静脉血栓,促进食欲,促进咳嗽排痰,预防皮肤长期受压导致压疮形成。

3. 喉癌微创术的病情观察

单侧声带切除者应尽量少发声,双侧声带切除者应鼓励患者适当说话以防止声带粘连。观察发声音质和音量。观察唾液及痰液的性状,注意有无咯血、憋气等症状。观察有无并发症：有无神经损伤如伸舌歪斜、舌麻木、味觉异常、进食呛咳，有无咽喉黏膜损伤及牙齿有无松脱等。

4. 喉切除术的病情观察

(1) 皮下气肿。观察皮下气肿及发生气肿的范围、消长情况。

(2) 伤口出血。伤口敷料渗血、伤口周围是否有肿胀并触及包块，伤口引流液的性状及量，痰液及唾液性状及量，胃管引出液的性状及量。

(3) 伤口感染和咽瘘。观察、记录体温变化，伤口周围有无红、肿、热、痛和分泌物渗出，注意伤口有无腐臭味，进食后观察是否有食物从伤口周围外渗。发现特殊情况时，及时告知医生进行处理。

(4) 乳糜瘘。伤口引流管有大量淡黄色液或乳白色液引出，应警惕乳糜瘘的发生。

5. 气管切开护理

参考本章第十三节相关内容。

6. 饮食护理

(1) 禁食水。术后遵医嘱禁食水，留置胃管者给予胃肠减压 12～48 小时，停胃肠减压后遵医嘱鼻饲流质。

(2) 胃管护理。注意鼻饲四度：温度不宜过凉过烫，速度不宜过快，量不宜过多，浓度不宜过稠，避免胃管堵塞。常规鼻饲饮食 10～14 天，每日 4～6 次，少食多餐，每次不超过 200 mL，每次给予鼻饲饮食前回抽胃液，并注入温开水，确定胃管在胃内且通畅。为使患者更好地适应鼻饲饮食，首次胃管内注入温开水或加温的生理盐水 100～200 mL，再逐步增加米汤、牛奶等其他富含营养的流质饮食，并观察患者是否发生恶心、呕吐、腹痛、腹胀等胃肠道不适，如有应及时查找原因，给予对症处理。注意鼻饲管的维护，观察胃管固定是否牢固，深度是否适宜。根据情况更换鼻胃管系带和鼻贴，更换鼻饲所用注射器。鼻饲时及鼻饲后半小时，床头抬高 30°～45°，避免食物反流。

(3) 吞咽训练。全喉切除术后 7～14 天后行吞咽功能训练，试经口进食，嘱患者先从饮水开始，如无异常可逐渐练习吃软食；喉部分切除后指导患者从团块软食开始练习，如香蕉、软蛋糕、糊状饮食等。全喉及半喉切除术后 10～14 天遵医嘱可练习经口进食，指导患者掌握进食要领。水平半喉切除后，应告知患者取半卧位，堵住气管套管口,深吸气后屏住,然后进小口食物,吞咽3次,最后做咳嗽清喉动作,将停留在声门处的食物咳出;若为垂直半喉切除术,将告知患者头偏向健侧做吞咽动作。

7. 引流管护理

伤口引流管根据医嘱接负压器或引流袋,各管道标志清楚,妥善固定,保持通畅,防止意外脱管。做好留置管道的注意事项宣教。结肠代食管手术的护理:保持腹腔引流管有效引流及腹部手术的相关护理。

8. 转移皮瓣的护理

防止移植皮瓣受压、受寒,保证局部有效引流,定时观察皮瓣皮肤颜色、皮温、毛细血管充盈反应和肿胀程度。

9. 疼痛护理

评估疼痛的部位、程度,告知疼痛的原因和可能持续的时间,抬高床头$30°\sim45°$。可通过音乐疗法、放松疗法、分散注意力等方式缓解疼痛,疼痛评分$\geqslant 4$分时可遵医嘱使用镇痛药物等。

10. 心理护理

鼓励患者说出内心感受,多巡视、多关心,帮助患者适应自己形象的改变,避免流露出嫌弃或不耐烦的情绪。介绍成功案例,现身说法;还可使用无喉呼吸罩等遮盖造瘘口,保持自我形象整洁。

11. 切口出血观察

切口加压包扎;吸痰动作轻柔;仔细观察出血量,包括敷料渗透情况、负压引流量及颜色,24小时引流量超过200 mL或者每小时超过50 mL,并伴有血压下降、心率加快,则提示有活动性出血。若出现持续的气管套管内出血,或套管出现点头样动作,应立即向医生报告,并准备好抢救物品,必要时准备急诊手术探查止血。

12. 感染和咽瘘观察和护理

注意观察体温变化;换药或吸痰时注意无菌操作;每日消毒气管套管2~3次;气管纱布潮湿或受污染后应及时更换;负压引流管保持通畅有效,防止形成无效腔；做好口腔护理；术后勿将痰、分泌物等咽下，全喉切除术后 7～10 天内尽量不做吞咽动作，以免牵拉或污染咽喉部伤口。分泌物多时配合定时吸痰。更换套管垫时发现气管切开伤口有大量口咽腔分泌物，出现进食呛咳、气管切开伤口内可见食物或伤口换药可探到与食管相通形成窦道，可判断为咽瘘，诊断明确后立即停止经口进食，加强局部换药，防止感染进一步发生。

13. 放射治疗患者的护理

告知患者放疗可能出现皮肤黏膜损害、中耳炎等副作用及其应对方法。做好放疗区皮肤护理，尤其注意放疗可能引起喉部黏膜及下颌充血肿胀，使气道变窄，导致患者出现呼吸困难，可先行气管切开，再行放疗。

六、健康促进指导

(1) 环境。保持室内温湿度适宜，必要时使用空气加湿器。定期开窗通风，避免上呼吸道感染。

(2) 气管切开家居护理(详见本章第十三节相关内容)。

(3) 复诊指导。定期随访，出院后分别于第 1 月、第 3 月、第 6 月、第 12 月复诊，以后每年 1 次复诊。如发生造瘘口出血、呼吸困难、造瘘口有新生物或颈部触及肿块等情况，随时就诊。连续随诊 5 年。

(4) 自查颈部淋巴结指导。教会患者自我颈部触摸的方法，如有颈部淋巴结肿大或包块、呼吸不畅，及时到医院就诊。

(5) 发声指导。手术切口愈合或放化疗结束后可开始语言康复训练，包括食管发音、电子喉发音、食管气管造瘘口术。

(6) 家庭指导。良好的家庭支持系统是患者康复的必要条件和保障，近亲属和主要照顾者要多关心、鼓励患者，积极督促或陪同复诊，支持手术外的综合治疗，鼓励参加无喉组织和发声训练，鼓励积极参加人际交往和社会工作。

(卫琦琼)

第四章　头颈外科疾病健康促进教育

第一节　腮腺肿瘤患者健康促进教育

一、疾病概述

腮腺位于外耳道的前下方。腮腺区可发生多种类型的肿瘤,其中 80% 为良性,混合瘤最常见,其次为腺淋巴瘤。恶性肿瘤以黏液表皮样癌居首位,其次为腺样囊性癌,恶性混合瘤较少见。

1. 腮腺混合瘤

为最常见的腮腺良性肿瘤,约占 80%,多见于 50 岁以上患者,肿块生长缓慢。CT、MRI 显示边界清楚的类圆形或分叶状肿块,强化程度因肿块成分而异,钙化少见。

2. 腮腺淋巴瘤

又称淋巴乳头状囊腺瘤(warthin tumor),占腮腺良性肿瘤的 10%,居第 2 位,多见于老年男性患者,与老年人免疫系统及吸烟有关,生长缓慢。肿瘤呈圆形或椭圆形,边界清楚,表面光滑可有囊性感。

3. 黏液表皮样癌

黏液表皮样癌是涎腺最常见的恶性肿瘤,多发生在腮腺,其次是腭部小涎腺及颌下腺,癌组织来源于腺管上皮细胞。

二、临床表现

腮腺肿瘤以发生在面神经浅侧者居多,约占 80% 以上。绝大多数患者无意中发现耳垂前下或后下方无痛性肿块,呈结节状、硬度不一、可活动。约 10% 腮腺肿瘤发生在腮腺深部,常不易发现,当肿瘤达到一定体积时可见扁桃体后上方软腭膨出。腮腺恶性肿瘤较少,一般病程较短,生长较快,局部常有疼痛或麻木感,如肿瘤侵犯面神经则出现面神经麻痹。

三、治疗原则

腮腺良性肿瘤外科治疗的原则是手术治疗,在保护面神经的基础上,彻底切除整块肿瘤。腮腺恶性肿瘤术前已有面神经麻痹者应将受累的面神经连同肿瘤一并切除;术前未发生面瘫者肿瘤贴近面神经,只要能分离则应保留,术后辅以放射治疗。

四、术前健康教育

1. 心理护理

由于腮腺肿瘤患者面颊部有不同程度的大小包块隆起,影响外观,特别担心术后效果及术后并发症,患者普遍存在紧张、焦虑情绪,因此应做好心理护理,指导患者减压的方法,使其消除紧张情绪,便于接受手术治疗。

2. 一般护理

详细询问病史,了解基本情况做好入院宣教,对于有高血压、高血糖等基础病患者及时通知医生处理,尽快适应手术。

3. 专科护理

保持口腔清洁,术前检查患者有无龋齿或口腔疾患,并给予积极治疗。术前予氯己定溶液或生理盐水漱口,预防发生口腔炎及溃疡。

4. 术前准备

检查患者常规检查是否齐全,嘱咐患者不要离开病房,等待麻醉医生及手术医生签署知情同意书。术前8小时内禁固体饮食,6小时内禁乳类饮食,2小时内禁水。夜间保证充足的睡眠注意保暖。做好术区备皮,男性患者剃净胡须,女性患者询问是否在月经期。

5. 手术晨

术晨更换手术衣,排空大小便,等待手术室接患者。进手术室前取下贵重物品、金属物品,带上所有影像资料。

五、术后健康教育

1. 一般护理

(1) 体位指导。待完全清醒后给予半卧位,以利于减轻头部充血、局部肿胀,有利于伤口分泌物、积血、积液的引流。

(2) 饮食指导。术后伤口加压包扎导致患者张口及咀嚼困难,告知患者这是暂时性的,指导患者进食富含维生素、高热量、高蛋白的温凉流质或半流质饮食,如豆奶、肉汤、牛奶、稀饭等,不宜咀嚼口香糖。尽量减少张口咀嚼,切勿食酸性食物,减少唾液分泌刺激,少食多餐。每次进食后均用淡盐水或漱口液漱口,以清除口腔内分泌物和食物残渣,保持口腔清洁,预防口腔感染。

(3) 伤口观察。伤口敷料加压包扎松紧度适宜,正确适度的局部加压包扎可促进残余腺体萎缩,减少涎瘘的发生;包扎期间注意观察伤口出血、渗血情况及确保引流管的有效负压引流,严密观察患者面部血供和循环是否正常。

2. 并发症观察和护理

(1) 涎腺瘘。伤口负压引流管有大量清亮的液体引出时提示发生涎瘘。由于术中残留腺体结扎不彻底、术后加压不当、引流不畅,使涎腺分泌物进入组织内,蛋白酶引起自身组织消化,则发生涎瘘。发生涎瘘后需保持伤口干燥,用弹力绷带加压包扎,使残余腺体萎缩而降低分泌功能。患者宜清淡饮食,忌酸辣刺激性食物;涎瘘长期不愈合者可行放疗,使残余腺体萎缩。

（2）面神经麻痹。临床表现为口角歪斜、鼻唇沟变浅，重者出现面神经麻痹、瘫痪。期间可口服 B 族维生素、甲钴胺等营养神经药物，也可用针灸、理疗、热敷等促进神经功能恢复。

（3）味觉出汗综合征。由于被切断的耳颞神经和原支配腮腺分泌功能的副交感神经纤维再生时，与被切断的原支配汗腺和皮下血管的交感神经末梢发生错位连接愈合，因而当咀嚼和味觉刺激时引起副交感神经兴奋，引起面部潮红和出汗。应正确指导患者饮食，减少刺激性食物的刺激。

六、健康促进指导

（1）劝患者戒除烟酒等不良嗜好，进食丰富维生素、蛋白质及粗纤维的饮食防止便秘，少食酸性及辛辣刺激的食物。每次进食后需养成刷牙或漱口的习惯，保持口腔清洁卫生。

（2）保持劳逸结合适当体育锻炼，避免发生感冒或上呼吸道感染。

（3）保持环境安静、舒适，温度湿度适宜。

（4）面瘫等并发症未完全恢复者需要继续理疗。

（5）定期复查，如发现异常及时就诊。

（杨从艳）

第二节　甲状腺肿瘤患者健康促进教育

一、疾病概述

甲状腺肿瘤是头颈部最常见的肿瘤，多由于内分泌激素紊乱所致，女性多见，另外还与饮食结构有关，部分人群长期食用富含碘类食物，也易引起甲状腺疾病，症状为颈部正中肿块随吞咽活动，部分患者还有声音嘶哑和吞咽困难、呼吸困难。

甲状腺肿瘤种类多，有良性（甲状腺腺瘤）和恶性（甲状腺癌）。甲状腺腺瘤的病理类型：滤泡状、乳头状囊性腺瘤。甲状腺癌的病理分类：甲状腺乳头状腺癌、滤泡状腺癌、未分化癌、髓样癌。一般来说，单个肿块，生长较快的恶性可能性大，年龄越小的甲状腺肿块恶性可能性大。

二、临床表现

（1）早期多无明显症状，仅在颈部出现单个、质地硬而固定、表面高低不平、随吞咽上下移动的肿块。

（2）晚期癌肿除伴颈淋巴结肿大外，还有声音嘶哑、呼吸困难或吞咽困难等症状；若颈部交感神经节受压可引起 Horner 综合征；甲状腺癌远处转移多见于骨和肺。

三、治疗原则

甲状腺腺瘤小者可行单纯腺瘤切除，肿块大者行一侧腺体大部分切除。术中需行冷冻切片检查以明确性质。甲状腺癌的治疗手段以外科手术切除为主，原则上应将原发灶和转移的淋巴结彻底切除。由于甲状腺癌病理类型和生物学行为各有所异，发展速度、播散途径也不尽相同。在手术方式和切除范围上，根据其病理类型、病期、性别、年龄等因素，按照个体化原则来设计手术方式和确定切除范围。

四、术前健康教育

1. 体位指导

责任护士对患者进行术中体位指导。指导患者练习头、颈过伸位：在肩部垫 10 cm 厚的软枕使颈部后仰暴露手术野，每日 3 次，由每次 15 分钟开始逐渐增加时间直至达到 60 分钟，以预防术后头痛、恶心、呕吐现象。此锻炼宜在餐前或餐后 2 小时进行。

2. 术前一天

嘱咐患者不要离开病房，等待麻醉医生及手术医生签署知情同意书。必要时剃除其耳后头发，以便行颈部淋巴结清扫术。术前 8 小时内禁固体饮食，6 小时内禁乳类饮食，2 小时内禁水。术前保证充足的睡眠。

3. 手术晨

嘱患者沐浴,男性患者剃净胡须,更换手术衣,排空大小便,等待接入手术室。进手术室前取下贵重物品、金属物品,带上所有影像资料。

五、术后健康教育

1. 饮食

患者麻醉清醒后予少量温水,若无呛咳、误咽等不适,可给予便于吞咽的微凉流质饮食。以后逐步过渡到半流食和软食。手足抽搐限制肉类、乳品和蛋类等含磷较高的食物,以免影响钙的吸收。禁烟、酒,忌辛辣、刺激性食物。

2. 体位

患者血压平稳或全麻清醒后取半卧位,以利于呼吸和引流切口内积血。

3. 引流管护理

保持引流管通畅,避免扭曲、脱落,连接的负压器需呈有效负压状态。颈部负压引流量每天少于 50 mL 属于正常,术后切口引流量若每日超过 100 mL 或短时间内引流出较多的血性液体应告知医生处理。

4. 活动

指导患者在床上变换体位,起身活动时可用手置于颈后以支撑头部。下床活动遵循三部曲:床上静坐 30 秒,床边静坐 30 秒,床边站立 30 秒,无头晕等不适主诉,在家属陪同下行走。

5. 动作练习

练习吞咽动作,防止伤口粘连。

6. 并发症的观察及护理

(1) 呼吸困难和窒息。是术后最危急的并发症,多发生在术后 48 小时以内。主要原因如下:① 手术区内出血压迫气管。② 喉头水肿。③ 气管受压软化塌陷。

④ 气管内痰液阻塞。⑤ 双侧喉返神经损伤。处理:一旦发现患者呼吸困难,立即床旁抢救。主要措施如下:① 去除病因:拆线,敞开切口,清除血肿;激素静滴消除喉头水肿;吸痰给氧等。② 如无改善则立即行气管切开或气管插管。③ 如有呼吸心跳暂停,应先气管插管或气管切开同时再进行复苏。

(2) 切口出血。多发生于次全切和根治术后,多数是因止血不彻底或结扎线脱落所致,术后咳嗽、呕吐、过频活动、说话多都是诱发因素。多发生于术后 24～48 小时内。护士应该做好切口的观察和记录,密切观察切口有无出血和渗液,切口及周围皮肤有无发红,观察切口愈合情况。了解各引流管内引流液的颜色、性状及量,有助于判断术腔出血,如患者感到颈部肿胀、呼吸不畅、坐立不安、喘鸣、脉速等要解开伤口,检查是否有切口内血肿,并立即报告医生。皮下积血少者可自行吸收,量多者用针刺抽吸或切开引流。指导患者减少颈部的剧烈活动,咳嗽时手掌呈"V"字形保护颈部,以防止血管渗血。

(3) 喉返神经及喉上神经损伤。单侧喉返神经损伤大都引起声音嘶哑,双侧喉返神经损伤依损伤的平面不同,可因双侧声带麻痹致失声,严重者发生呼吸困难,甚至窒息。喉上神经损伤,易出现进水及流质饮食时发生呛咳、误咽。因此,术后应注意观察患者是否有声嘶、声调降低、失音、呛咳、误咽等症状,如患者有上述症状出现,应及时报告医生,查明原因及时处理。

(4) 手足抽搐。一旦手术损伤甲状旁腺,可能导致甲状旁腺功能低下,出现低血钙。多发生于术后 1～3 天,轻者面部、口唇周围及手、足出现针刺感、麻木感或强直感;重者面肌、手足可出现阵发性、疼痛性痉挛或手足抽搐;严重者表现为气管痉挛甚至窒息死亡。可给予 10% 葡萄糖酸钙推注或者口服钙剂,治疗后症状缓解。饮食上应限制肉类、乳品和蛋类等含磷较高食品的摄入,如牛奶、瘦肉、蛋黄、鱼类等,以免影响钙的吸收。

(5) 甲状腺危象。是甲状腺切除术后的严重并发症之一,多发生在术后 12～36 小时内,患者出现高热、脉快而弱、大汗、烦躁不安、谵妄甚至昏迷,常伴有呕吐、水泻。发现上述情况应及时报告医师,通过吸氧、镇静和降温,应用碘剂和地塞米松静脉滴注,控制症状。

7. 颈部功能锻炼

国内学者多认为,术后 24 小时后开始较为适宜。颈肩功能训练方法及内容:
(1) 颈部两侧锻炼:头部缓缓向两侧倾斜尽量触及肩部。
(2) 颈部前屈后仰锻炼:缓慢低头使下颌接触胸部再抬头后仰。

（3）颈部左右旋转锻炼：颈部左右旋转顺序是前—左—后—右，再反向旋转；开始宜缓慢，不要用力；颈部要尽量放松，肌肉不宜紧张。

（4）肩部摆动锻炼：摆动术侧肩及臂，自左向右再恢复至原位；摆动肩及臂，向前再向后，摆动幅度逐渐加大，至尽可能舒适高度。

（5）手臂平举、上举及后展锻炼：手臂伸直，向前平举；手臂伸直，向两侧平举；手臂伸直，向上举；手臂伸直，向后伸。

（6）肩关节旋转锻炼：肘关节成直角，肘向后外展；肩向后旋转，再将肘恢复至原来位置。

（7）肩关节抬高锻炼：对侧手支持术侧肘，缓缓耸肩，用手协助抬高肩及手臂。

六、健康促进指导

（1）均衡饮食，宜高蛋白、高热量、高维生素饮食，忌刺激辛辣食物；进食高钙低磷食物，如鸡蛋、乳制品、豆制品等。戒烟酒。

（2）保持良好心态，情绪稳定，劳逸结合，保证充足睡眠。

（3）按时按量服药，服药期间如有任何不适，立即就诊。

（4）定期门诊随访，密切监测相关指标。

（杨学梅）

第三节　甲状舌管囊肿患者健康促进教育

一、疾病概述

甲状舌管囊肿（thyroglossal cyst），简称甲舌囊肿，是指在胚胎早期甲状腺发育进程中甲状舌管退化不全、不消失而在颈部遗留形成的先天性囊肿。囊腔内常有上皮分泌物堆积，囊肿可通过舌盲孔与口腔相连，继发感染时囊肿可破溃形成甲状舌管瘘。

二、临床表现

1. 全身症状

患者偶有吞咽不适或颈部胀痛感，一般多无特殊症状，常在无意中或体检时发现。

2. 局部症状

囊肿大小不一，多位于舌骨与甲状腺之间。直径大多在 3～4 cm，肿块表面光滑，边界清楚，无压痛，可随吞咽或伸舌动做上下移动，但推移时肿块不能上下或左右活动。当甲状舌管囊肿合并声音嘶哑、吞咽困难、发音困难、呼吸急促时，应当考虑甲状舌管囊肿向喉内扩展的可能。

3. 并发感染

囊肿可迅速扩大，并伴有局部疼痛和压痛。若破溃可形成经久不愈的瘘管。感染明显者，可伴有发热、疲乏等全身症状。

三、治疗原则

主要为手术切除。1 岁以内或无感染者可暂不处理；如有炎症应行抗感染治疗，待炎症消退后 2～3 周再手术。

四、术前健康教育

1. 术前一天

（1）嘱咐患者不要离开病房，等待麻醉医生及手术医生签署知情同意书。

（2）全麻手术需禁食 6 小时（之前可进食淀粉类固体食物或牛奶等乳制品，但油炸、脂肪及肉类食物则需要更长的禁食时间），禁饮水 2 小时（之前可口服清饮料，包括清水、糖水、无渣果汁、碳酸类饮料、清茶及不含奶的黑咖啡，不包括含酒精类饮品）。

（3）指导患者保持口腔清洁，教会患者如何进行有效咳嗽、咳痰；嘱患者注意保暖，预防感冒，术前保证充足的睡眠。

2. 手术晨

手术晨颈部手术区备皮（上至下颌角，下至第 3 肋间，两侧至胸锁乳突肌），嘱咐患者沐浴，术晨更换手术衣，排空大小便，取下义齿、发夹、眼镜、手表、首饰及贵重物品，等待接入手术室。

3. 术前

进手术室前，携带所有影像学资料。

五、术后健康教育

1. 体位

麻醉未清醒给予平卧位头偏向一侧，清醒后予半卧位，有利于引流和呼吸。

2. 饮食

麻醉清醒者，患者无恶心、呕吐、呛咳等不适，1～2 小时给予少量饮水，逐步过渡，4 小时进食流质、半流质饮食。术后饮食以清淡易消化饮食为主，避免进食酸、辣、刺激性食物。忌烟酒。保持口腔清洁，早晚刷牙，进食后漱口。

3. 活动

嘱患者颈部勿剧烈活动，避免牵拉颈部肌肉引起伤口撕裂及疼痛从而影响切口愈合。鼓励患者早日下床活动，下床遵循三部曲：床上静坐 30 秒，床边静坐 30 秒，床边站立 30 秒，无头晕等不适主诉在家属陪同下缓慢行走，防止虚脱摔倒。

4. 病情观察

由于颈部血供丰富、颈部皮下组织疏松，少量的渗血和渗液就会压迫呼吸道导致呼吸困难，因此需密切观察患者术后的生命体征及血氧饱和度的变化。

5. 疼痛

介绍术后疼痛的评估及自我护理方法，教会患者使用放松疗法减轻疼痛。

6. 伤口

观察颈部伤口渗血、渗液情况。指导留置颈部负压引流管的患者妥善固定引流管,避免剧烈活动,防止引流管扭曲、受压、脱出。

六、健康促进指导

(1) 加强锻炼,增强机体抵抗力,预防感冒。保持口腔和颈部皮肤卫生,预防切口感染。

(2) 饮食宜清淡易消化,富含高蛋白、高维生素食物,忌酸辣刺激性食物。

(3) 加强颈部功能锻炼,防止切口粘连及瘢痕挛缩所致功能异常。

(4) 鼓励患者正确面对自我形象的改变,切口瘢痕处请整形外科专家会诊,尽量消除瘢痕达到美观效果,必要时可行再次整形手术。

(5) 定期门诊复查,术后6~7天拆线。指导患者及其家属出院后观察颈部伤口有无红肿、渗液、疼痛、发热或出现包块等异常情况,如有异常及时就诊。

(明　静)

第四节　颈部创伤患者健康促进教育

一、疾病概述

颈部创伤是耳鼻咽喉头颈外科的急症之一,分为闭合性创伤和开放性创伤,可导致喉气管、咽食管、颈脊等损伤,伴有颈部大血管损伤、休克等,或合并全身其他重要器官损伤,多数患者病情危急、发展迅速,少数患者早期症状不明显,过后病情却急速恶化,易致患者发生喉梗阻及其他并发症而危及生命。

二、临床表现

主要临床表现为喉部疼痛、呼吸困难、发绀、声嘶、喉水肿、咳嗽、咯血、呕血及吞咽疼痛和困难、颈部皮下气肿、纵隔气肿、气胸、休克等。颈椎损伤较重者,可出现高位截瘫或在损伤部位以下脊神经分布区感觉障碍。

三、治疗原则

1. 解除呼吸道阻塞

立即清除压迫气管的血肿和气管内血液等阻塞物,多需紧急行气管切开术,建立人工气道,同时给予氧气吸入。

2. 止血与抗休克

对于大血管的损伤,第一现场抢救尤为重要。紧急情况下可用拇指直接压迫血管主干或直接压迫出血部位。颈部伤口不能用环形包扎,因为有可能压迫静脉回流,加重局部水肿,引起呼吸困难。出血较多者同时应予输血、输液,预防休克。

3. 清创和抗感染

彻底清创,探查损伤的程度和范围,去除异物及坏死组织,积极修复损伤组织。遵医嘱早期给予抗生素及破伤风抗毒素注射。

四、术前健康教育

(1) 病情观察。观察并记录生命体征,注意观察患者神志、瞳孔、意识、尿量及出血量。若发现患者有喉黏膜裂伤、喉软骨骨折或呼吸困难,立即通知医生行气管切开手术。

(2) 及时纠正休克。伴有休克患者要快速建立静脉道路,给予扩容升压治疗,尽早恢复有效循环,保证重要器官重新得到充分的血液灌注。同时注意防止因滴速过快引起心衰和肺水肿。随时观察及处理其他并发伤,如头外伤、骨折等。

(3) 对有手术指征的患者,尽快做好交叉配血试验、备血、备皮、插胃管、导尿等术前各项准备工作,通知患者禁食禁水。

(4) 做好心理护理,由于患者的恐惧和紧张会加重呼吸困难,应安慰患者,稳定情绪,做好手术的解释工作。

五、术后健康教育

（1）生命体征观察。详细记录体温、脉搏、呼吸、血压、血氧饱和度、出入量等。

（2）术后严密观察颈部伤口和全身情况，注意有无活动性出血，及时对症处理，注意伤口有无红肿、压痛等感染现象，有无积液或血肿体征。

（3）气道护理。观察呼吸道分泌物情况，有无出血，保持呼吸道通畅。如果行气管切开，执行气管切开护理常规。

（4）引流管护理。妥善固定并标志，安全放置。告知患者及其家属引流管的重要性及注意事项，防止扭曲、受压、堵塞、脱落，保持其通畅。

（5）体位。患者术后宜采取半卧位。如果损伤的位置靠近气管隆嵴或偏上，需采取颈前屈位，保持10天左右，之后可稍活动，逐步增加颈部伸展运动，避免颈部剧烈运动。

（6）饮食。咽喉创伤通常给予植入胃管鼻饲饮食，以保证营养供给并减少吞咽动作来减轻喉痛及呛咳，使创伤的喉咽部得到休息，利于创口愈合。

（7）疼痛。教会患者按照疼痛评估量表评估疼痛，根据疼痛等级给予相应处理，必要时应使用镇痛药。

六、健康促进指导

（1）预防感冒并保持大便通畅，以免用力打喷嚏或排便而增加伤口裂开的危险。

（2）加强营养支持，给予高热量、高蛋白、易消化饮食，以增强抵抗力，促进机体修复能力。

（3）循序渐进进行颈部功能锻炼，增强颈部肌力，最大限度提高生活质量。

（4）选择正确的睡眠体位，保持头部前倾15°～30°。冬天颈部注意保暖。

（5）对于带气管套管出院的患者，教会患者及其家属套管的家庭护理。

（6）对于有自杀倾向的患者，嘱家属加强安全看护，帮助患者正确面对生活，树立生活的信心。

（7）定期门诊复诊。

（张　敏[*]）

---

* 作者单位系太和县中医院。

第五节　颈部间隙感染患者健康促进教育

一、疾病概述

颈部器官有筋膜覆盖,筋膜之间会形成多个间隙,主要包括锁骨上间隙、舌骨上间隙、气管前间隙、咽后间隙、咽旁间隙及椎前间隙等。各筋膜间隙内存在丰富的淋巴组织、血管及神经。临床上颈部筋膜间隙往往成为炎症扩散的途径。

二、临床表现

主要表现为局部疼痛、肿胀、发热、声嘶、张口困难、吞咽困难,严重时可出现呼吸困难、窒息等。

三、治疗原则

1. 下颌下间隙

及早处理病源牙,一旦脓肿形成,应及时切开引流,给予全身抗感染支持治疗,注意防治全身并发症。

2. 咽旁间隙

(1)早期治疗。咽旁脓肿初期可仅为蜂窝织炎,尚无脓液形成,宜采用足量广谱抗生素治疗。

(2)脓肿治疗。脓肿形成时,则应施行切开排脓术。

3. 咽后间隙

基本原则为给予有效抗生素,对症治疗和及时切开引流。

四、术前健康教育

1. 心理指导

使患者消除对手术产生的恐惧心理,保持良好的心态,树立正确的信念才会积极、主动参与及配合治疗。

2. 病情观察

观察并记录患者生命体征,尤其注意观察患者呼吸情况。准备急救物品,包括同型号或小一号气管套管、气管切开包、负压吸引装置、吸氧装置、照明灯和医护人员防护用品等。

3. 术前一天

嘱患者不要离开病房,等待麻醉医生及手术医生签署知情同意书。术前 8 小时内禁固体饮食,6 小时内禁乳类饮食,2 小时内禁水,即术前 2 小时可口服清饮料。保证充足的睡眠。

4. 手术日

术晨备皮,嘱咐患者沐浴,更换手术衣,排空大小便,等待接入手术室。患者进手术室前取下配饰、活动义齿等,贵重物品交患者家属保管。家属可将患者送至手术室,并在手术室外等候。

五、术后健康教育

1. 病情观察

观察患者生命体征,尤其是呼吸情况,伤口渗出液的性状及量、有无出血等。

2. 体位

待完全清醒后给予半卧位,有利于伤口分泌物、积血、积液的引流,减轻切口张力。

3. 活动

术后避免头部剧烈活动,下床活动遵循三部曲:床上静坐 30 秒,床边静坐 30 秒,床边站立 30 秒,无头晕等不适主诉,在家属陪同下行走。

4. 饮食

麻醉清醒者,无恶心、呕吐、呛咳等不适,1~2 小时给予少量饮水,逐步过渡,4 小时进食流质、半流质饮食饮食。术后饮食以易消化、高蛋白、高维生素的流质、半流质饮食为主,避免辛辣刺激的硬质食物。忌烟酒。

5. 保持口咽部清洁

遵医嘱给予口腔护理,保持口腔清洁,勤漱口。

6. 引流管护理

留置引流管患者,管道需妥善固定并标志,防止扭曲、受压、堵塞、脱落,保持其通畅,观察引流液颜色、性质和量。

六、健康促进指导

(1) 生活规律,保持乐观情绪,避免情绪激动。
(2) 洗头、洗澡时,应注意不要将污水浸到切口引起感染,颈部不可过度活动。
(3) 告知患者术后注意劳逸结合,避免过度劳累,适当进行户外活动及体育锻炼,以增强体质,防止感冒及其他并发症,戒烟限酒。
(4) 注意口腔卫生,饭前、饭后勤漱口。
(5) 出院前向患者及其家属详细介绍出院后有关注意事项,定期复诊。

(张 敏[*])

---

* 作者单位系太和县中医院。

第五章　气管食管疾病健康促进教育

第一节　气管、支气管异物患者健康促进教育

一、疾病概述

气管、支气管异物（foreign body in bronchus）根据异物的来源分为内源性和外源性两类，诱发因素也可以为医源性因素。内源性异物是在呼吸道内产生的，如假膜、血块、脓痂、干酪样坏死组织和肉芽等。外源性异物是指外界物质误入气管、支气管内，如瓜子、花生仁、豆类、铁钉、塑料笔帽等。该疾病是耳鼻喉科常见的危急症之一，常因异物窒息及心肺并发症危及生命，多发于儿童，尤以1～5岁最为多见；老年人、全麻或昏迷患者、醉酒者咽反射迟钝，也易产生误吸。医源性异物是在行气管、支气管或口腔手术中，器械装置不稳而脱落，或切除的组织滑落进入气道内，偶见于正常成人。

二、临床表现

1. 咳嗽

98%的呼吸道异物患者就诊的首要症状是反复咳嗽。咳嗽的性质、剧烈程度与吸入异物停留部位、是否活动有关。患者发生误吸时，即刻引起剧烈呛咳，持续

数秒或数分钟不等。随着病情发展，异物如停留在一侧支气管，大部分患者表现为咳嗽反复、呈阵发性、连声咳，较剧烈，甚至于憋气窒息，大多数为干咳无痰。

2. 喉喘鸣

喉喘鸣是呼吸道异物就诊患者的第二大症状。多为反复咳嗽伴反复喉喘鸣，且活动时明显。

3. 呼吸困难

异物吸入气道，使气管管腔变窄或阻塞，呼吸道阻力增加，患者用力呼吸以克制阻力、增加气体交换，表现出吸气性呼吸困难，轻者为活动时呼吸费劲、呼吸不畅、呼吸急促，出现吸气性四凹征，重者甚至窒息。

4. 发热

异物进入呼吸道，大部分会合并肺部感染，出现发热。

三、治疗原则

气管、支气管异物的治疗原则是尽早取出异物，保持呼吸道通畅。气道异物取出的手术方式有：经口直接喉镜下气道异物取出术、经口支气管镜下异物取出术、纤维支气管内镜或电子支气管镜下异物取出术、开胸进行异物取出术。

四、术前健康教育

（1）保持呼吸道通畅。立即禁食，避免患者外出，患儿避免剧烈哭闹，以防异物活动移位引起窒息。婴幼儿不予拍背、摇晃等。

（2）密切观察病情变化，如有烦躁不安、明显呼吸困难、四凹征、口唇发绀、大汗淋漓等情况，及时报告医生，立即送到手术室或就地抢救。

（3）患者进手术室前取下配饰、活动义齿等，对于儿童期患者，应与其家属一同观察有无活动或即将脱落的牙齿，告知手术医师和麻醉医师。贵重物品交患者家属保管。家属可一同将患者送至手术室，带齐相关影像资料，并在手术室外等候。

五、术后健康教育

1．病情观察

了解术中异物取出情况;观察呼吸情况,监测血氧饱和度,尽量避免患儿哭闹,如再次出现明显的呼吸困难则提示喉头水肿发生,应及时通知医师处理。

2．饮食

患者完全清醒后,即可少量饮水,逐渐过渡到进食清淡流食,如粥类、牛奶等,避免进食坚硬刺激性食物,如辣椒、坚果等。成人忌烟酒。

3．雾化吸入

根据医嘱给予雾化吸入,饭后半小时或空腹方可做雾化吸入,做完雾化吸入可给予拍背,促进痰液咳出。用空心掌,以腕部力量,从肺底自下而上、由外向内,迅速有节律地叩击背部,以促进痰液排出。雾化吸入后指导患者洗脸、漱口。

六、健康促进指导

(1) 指导家长喂养小儿,特别是 5 岁以下小儿进食时,尤其是在进食花生、瓜子、豆类等食品时,要保持安静,禁止逗笑、打骂或使其受惊吓。

(2) 指导家属改正小儿口中含物的不良习惯,发现小儿口中含异物时,应耐心劝其吐出,绝不能强行挖取,以免其哭闹而吸入呼吸道。

(3) 对于昏迷、全麻及危重患者,加强看护,及时吸出口内分泌物,防止呕吐物被误吸。正常成人工作时不要口含铁钉等可掉入气管的物品。

(4) 院前急救。针对气管、支气管异物,要及时展开急救。Heimlich 急救法(海姆里克急救法)由美国医生 Heimlich 发明。这是一种利用冲击腹部-膈肌下软组织,压迫两肺下部,从而驱使肺部残留空气形成一股向上的气流,将堵住气管、喉部的食物硬块等异物咳出,使人获救的方法。

成人急救法:将患者鼻内和口腔内残渣、分泌物清理干净,可以站在患者身后,用双臂围绕患者腰部,手握拳的方式顶住患者上腹部,然后猛烈挤压患者上腹部,注意挤压时动作要快,压后随即放松。

儿童急救法：让儿童俯卧在成人的两腿间，拍击其背部，如果无效可以让儿童背贴于施救者腿上，使用食指和中指，向上向后挤压上腹部，反复进行直至异物排出。无论何种解救方法，如果没有任何效果都要及时进行就医，以免延误最佳的治疗时间。

（司胜清）

第二节　食管异物患者健康促进教育

一、疾病概述

食管异物（esophaageal foreign body）是耳鼻喉科常见急症之一，多见于老人及儿童，患者因误咽导致异物嵌顿于食管内，部位以食管入口处最多见，其次为食管中段，发生于下段者少见。

二、临床表现

1. 吞咽困难

异物停留于食管，导致机械性阻塞而影响吞咽。小的异物梗阻尚可进流质饮食，异物较大或合并感染时，可完全堵塞而不能进食。小儿常有流涎症状。

2. 吞咽疼痛

异物较小或较圆钝时，常仅有梗阻感。尖锐、棱角异物或有继发感染时，疼痛明显。胸段食管异物常引起胸骨后或背部疼痛。食管上段异物常引起颈根部或胸骨上窝处疼痛。

3. 呼吸困难

异物较大压迫气管后壁时或异物位置较高未完全进入食管内、外露部分压迫喉部时，均可出现呼吸困难甚至窒息。

三、治疗原则

对怀疑有异物的患者,应做食管镜或胃镜检查,可起诊断与治疗作用。用以上方法难以取出时,可考虑应用颈侧切开或开胸术。当食管穿孔引起纵隔脓肿时,需请胸外科协助处理。

四、术前健康教育

(1) 食道异物确诊后应嘱患者立即卧床休息,禁饮禁食。如为尖锐带钩异物则应绝对卧床,防止异物活动刺伤主动脉引起严重并发症。

(2) 保持情绪稳定。评估患者恐惧程度,耐心讲解有关的治疗方法及预后,细心安慰,解除患者紧张情绪。

(3) 协助做好辅助检查。如急查血常规、出凝血时间、心电图、胸片、食管钡剂检查或 CT 等。

(4) 密切观察患者呼吸及吞咽情况,有脱水发热时应遵医嘱给予补液和应用抗生素。观察患者有无呕血或便血、黑便等。

(5) 积极进行术前准备,患者进手术室前取下配饰、活动义齿等,对于儿童期患者,应与家属一同观察有无活动、即将脱落的牙齿,告知手术医师和麻醉医师。贵重物品交患者家属保管。家属可一同将患者送至手术室,带齐相关影像资料,并在手术室外等候。

五、术后健康教育

(1) 异物完整取出且无明显黏膜损伤者,清醒后可给予流质或半流质饮食,2～3天后改为普通饮食。对异物停留时间较长(＞24 小时),疑有食管黏膜损伤及怀疑穿孔者,鼻饲流质饮食,复查食管碘油造影,未见异常拔除胃管方可进流质或半流质饮食。

(2) 遵医嘱使用抗生素并注意观察药物疗效。

(3) 严密观察患者生命体征,若出现高热、呼吸困难、皮下气肿、局部疼痛加重、吞咽时呛咳及大量呕血或便血等情况,应及时通知医生。

(4) 若异物入胃,无需恐惧及焦虑,大多数异物可以自行排出,注意严密观察异物排出情况,若有腹痛等不适及时告知医护人员。

六、健康促进指导

(1) 进食时要细嚼慢咽,养成良好的进食习惯。进食时不宜说话、不宜过于匆忙,以防误咽。

(2) 带有活动义齿的老人、牙齿松动的老人或儿童不要进食黏性强的食物,义齿有损坏时及时修整。全麻或昏迷患者及睡前,应及时取下活动性义齿。

(3) 纠正儿童将硬币及玩具等放入口内玩耍的不良习惯。

(4) 误咽异物后应立即就医,切忌自行吞咽饭团、馒头、韭菜等食物,以免加重损伤,增加手术难度,甚至出现严重并发症;食管有鱼刺类异物不宜喝醋,以免鱼刺类折断后反而难以取出。

(邹卫珍)

第三节　食管穿孔患者健康促进教育

一、疾病概述

食管穿孔(esophageal perforation)分为损伤性穿孔和特发性穿孔两种,前者多见。损伤性食管穿孔原因依次为食管异物、医源性损伤及腐蚀性损伤。特发性食管穿孔系因过量饮酒、便秘、分娩、催吐剂、颅脑外伤等引起的剧烈呕吐,以及不恰当的吞咽动作等,导致食管内压急剧升高,引起食管壁全层破裂穿孔,几乎都发生在下段食管。

二、临床表现

1. 疼痛

颈部、胸部及腹部剧烈的疼痛,呈强迫体位,面容痛苦,并伴吞咽困难。

2．皮下气肿及纵隔气肿

颈部胸部皮下气肿，严重时可扩展至颜面和腹股沟。

3．感染

全身脓毒性感染症状，可表现为发热、脱水、昏睡或休克。

4．并发症

纵隔炎及脓肿、脓胸、大血管破裂等严重并发症。

三、治疗原则

（1）一般治疗。禁食水、胃肠减压、抗生素控制感染及维持水、电解质平衡。

（2）手术治疗。一期穿孔修补术适合于穿孔后 12～24 小时以内的患者；脓肿形成后行开胸纵隔引流术。

（3）对特发性食管穿孔，应采取更为积极的手术治疗。

四、术前健康教育

1．急诊修补术患者

（1）入院后应立即卧床休息，禁饮禁食。

（2）保持情绪稳定，避免恐惧、焦虑情绪，树立战胜疾病的信心。

（3）配合做好辅助检查，如急查血常规、出凝血时间、心电图、胸片、食管碘油造影或 CT 检查等。

（4）观察患者的一般情况，有脱水发热应遵医嘱给予补液和应用抗生素。

2．择期手术患者

（1）入院后应立即卧床休息，禁饮禁食，遵医嘱留置鼻饲管，予以胃肠营养。

（2）术前一天。嘱咐患者不要离开病房，等待麻醉医生及手术医生签署知情同意书。责任护士对患者进行术前康复指导，交代手术前的自我准备，大力推行 ERAS 在外科病房的实施：术前 6 小时禁止鼻饲乳类等，2 小时禁止鼻饲清饮料或水。术前保证充足的睡眠。

（3）配合做好辅助检查。如急查血常规、出凝血时间、心电图、胸片、食管碘油造影或 CT 检查等。

（4）手术晨。更换手术衣，排空大小便，等待接入手术室。患者进手术室前取下配饰、活动义齿等，对于儿童期患者，应与家属一同观察有无活动、即将脱落的牙齿，告知手术医师和麻醉医师。贵重物品交患者家属保管。家属可一同将患者送至手术室，带齐相关影像资料，并在手术室外等候。

（5）观察患者一般情况，有脱水发热应遵医嘱给予补液和应用抗生素。

五、术后健康教育

（1）麻醉完全清醒后即可给予鼻饲流质饮食，维持水、电解质平衡。鼻饲流质饮食 8～10 天，症状消失后，食道碘油造影示穿孔愈合后方可进食流质饮食，不可过早或擅自经口进食。

（2）固定好胃管，防止非计划拔管。

（3）遵医嘱使用抗生素并注意观察药物疗效。

（4）严密观察生命体征，若出现高热、呼吸困难、皮下气肿、局部疼痛加重、吞咽时呛咳、大量呕血或便血等情况，应及时告知医生。

（5）护理人员帮助患者了解发病原因、治疗目的、方法及预后，以消除其紧张、焦虑等负面情绪，保持情绪稳定，树立信心，积极配合治疗与护理。

六、健康促进指导

（1）加强对强酸强碱性腐蚀剂的存放管理，专人保管、上锁存放。家庭用的腐蚀性物质要放在儿童接触不到的地方，以防发生意外。

（2）避免引起食管内压急剧上升的因素，如饮酒、剧烈呕吐等。进食时要细嚼慢咽，注意力集中，不宜过于匆忙，以防误咽。

（3）带有活动义齿的老人、牙齿松动的老人或儿童不要进食黏性强的食物，义齿有损坏时及时修整。全麻或昏迷患者睡前，应及时取下活动的义齿。

（4）误咽异物后应立即就医，切忌自行吞咽饭团、馒头、韭菜等食物，以免加重损伤，增加手术难度，甚至会出现严重并发症。

（邹卫珍）

参 考 文 献

[1] 田勇泉.耳鼻咽喉头颈外科学[M].9 版.北京:人民卫生出版社,2018.

[2] 席淑新,赵佛容.眼耳鼻咽喉口腔科护理学[M].4 版.北京:人民卫生出版社,2017.

[3] 席淑新,陶磊.实用耳鼻咽喉头颈外科护理学[M].北京:人民卫生出版社,2014.

[4] 韩杰,杜晓霞.耳鼻咽喉头颈外科护理工作指南[M].北京:人民卫生出版社,2014.

[5] 韩杰,席淑新.耳鼻咽喉头颈外科护理与操作指南[M].北京:人民卫生出版社,2019.

[6] 韩杰,田梓蓉.耳鼻咽喉头颈外科护理健康教育与康复手册[M].北京:人民卫生出版社,2019.

[7] 黄选兆,汪吉宝,孔维佳.实用耳鼻咽喉头颈外科学[M].2 版.北京:人民卫生出版社,2015.

[8] 孙虹,张罗.耳鼻咽喉头颈外科学[M].9 版.北京:人民卫生出版社,2018.

[9] 郭世鸿,安宁,张艳.现代临床耳鼻咽喉科疾病诊断与防治[M].武汉:湖北科学技术出版社,2018.

[10] 张学军,郑捷.皮肤性病学[M].9 版.北京:人民卫生出版社,2018.

[11] 李小寒,尚少梅.基础护理学[M].6 版.北京:人民卫生出版社,2018.

[12] 张琳琪,王天有.实用儿科护理学[M].北京:人民卫生出版社,2018.

[13] 孔维佳.耳鼻咽喉头颈外科学[M].2 版.北京.人民卫生出版社,2016.

[14] 胡砚平,万前程.口腔颌面外科学[M].3 版.北京:人民卫生出版社,2015.

[15] 林海燕.耳鼻咽喉-头颈外科临床护理路径[M].北京:人民卫生出版社,2015.

[16] Ahn S H, Hong H J, Kwon S Y, et al. Guidelines for the Surgical Management of Laryngeal Cancer:Korean Society of Thyroid, Head and Neck Surgery[J]. Clin. Exp. Otorhinolaryngol, 2017, 10(1):1-43.

[17] Nibu K I, Hayashi R, Asakage T, et al. Japanese Clinical Practice Guideline for Head and Neck Cancer[J]. Auris Nasus Larynx, 2017, 44(4):375-380.

[18] Nekhlyudov L, Lacchetti C, Davis N B, et al. Head and Neck Cancer Survivor-ship Care Guideline: American Society of Clinical Oncology Clinical Practice Guideline Endorsement of the American Cancer Society Guideline[J]. J. Clin. Oncol. , 2017, 35(14):1606-1621.

[19] Manrique M, Ramos Á, de Paula Vernetta C, et al. Guideline on cochlear im-plants[J]. Acta Otorrinolaringol Esp. , 2019, 70(1):47-54.

[20] Mitchell R B, Archer S M, Ishman S L, et al. Clinical Practice Guideline: Ton-sillectomy in Children (Update)-Executive Summary[J]. Otolaryngol Head Neck Surg. , 2019, 160(2):187-205.

[21] Bao Y, Chen J, Cheng L, et al. Chinese Guideline on allergen immunotherapy for allergic rhinitis[J]. J. Thorac Dis. , 2017, 9(11):4607-4650.

[22] Tunkel D E, Anne S, Payne S C, et al. Clinical Practice Guideline: Nosebleed (Epistaxis) Executive Summary[J]. Otolaryngol Head Neck Surg. , 2020, 162 (1):8-25.

[23] Liu Z, Chen J, Cheng L, et al. Chinese Society of Allergy and Chinese Society of Otorhinolaryngology-Head and Neck Surgery Guideline for Chronic Rhinosi-nusitis[J]. Allergy Asthma Immunol Res. , 2020, 12(2):176-237.